DIE KRIEGSSCHÄDEN DES NERVENSYSTEMS UND IHRE FOLGEERSCHEINUNGEN

EINE ANLEITUNG ZU IHRER BEGUTACHTUNG UND BEHANDLUNG

VON

PROFESSOR DR. M. LEWANDOWSKY

NACH DEM TODE DES VERFASSERS
HERAUSGEGEBEN VON DR. KURT SINGER

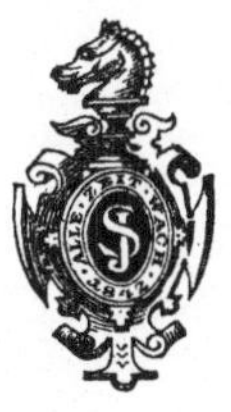

SPRINGER-VERLAG BERLIN HEIDELBERG GMBH 1919

ISBN 978-3-662-32361-8   ISBN 978-3-662-33188-0 (eBook)
DOI 10.1007/978-3-662-33188-0

Vorwort.

Die Neurologie hat sich im Kriege auch äußerlich die Selbständigkeit errungen, die ihr im Frieden wenigstens innerhalb Deutschlands fast überall noch mißgünstig vorenthalten wurde. Die Militärbehörden haben nicht gezögert, sowohl in der Heimat wie im Felde in großer Anzahl Nervenstationen einzurichten und diese unter Leitung von Fachärzten zu stellen. Es ist nirgends ein Zweifel, daß die Nervenabteilungen unter der Leitung von Fachärzten sich bewährt haben, und die Neurologen dürfen hoffen, daß die ihnen durch die Not des Krieges gegebene Selbständigkeit im Frieden nicht wieder verloren geht.

Fast mehr noch im Kriege als im Frieden braucht der Neurologe aber die Mithilfe der Gesamtheit der Ärzte. Gewisse Grundbegriffe, gewisse Untersuchungsmethoden müssen gemeinsam sein, und auch die Therapie der Nervenkranken und besonders der Kriegsneurotiker darf nicht erst dann einsetzen, wenn der Mann in eine Nervenabteilung kommt, sie muß bei der Truppe und in den nicht fachärztlich geleiteten Abteilungen der Lazarette vorbereitet werden. Vor allem aber kann nicht nur in der Armee, sondern auch in der gesamten Bevölkerung durch richtiges ärztliches Urteil und entsprechende Belehrung eine sehr wirksame Vorbeugung der Nervenkrankheiten des Krieges erreicht werden.

Der vorliegende Leitfaden will diese allgemeinen Grundsätze der Kenntnis der Ärzte vermitteln. Den Ausführungen liegen die Erfahrungen zugrunde, welche der Verfasser seit Beginn des Krieges zuerst in der Heimat als fachärztlicher Beirat des Gardekorps und als Leiter von Nervenstationen, zuletzt einer Nervenbeobachtungsstation, gemacht hat, und die er zum Teil in einigen Aufsätzen, auch in seiner „Praktischen Neurologie für Ärzte" schon dargestellt hat. Dazu kommen die weiteren Erfahrungen, welche der Verfasser ½ Jahr als Leiter der Nervenstation einer Kriegslazarett-Abteilung sammeln konnte, und welche notwendig waren, um die Beurteilung der Kriegsnervenkrankheiten zur Sicherheit und zu einem gewissen Abschluß zu bringen.

So darf ich hoffen, daß dieses kleine Buch einigen Nutzen stiften und zugleich in weiteren Kreisen das Interesse für die Kunst und Wissenschaft der Neurologie beleben und erweitern möge.

M. Lewandowsky.

Vorwort des Herausgebers.

In die Drucklegung des vorliegenden kriegsneurologischen
Leitfadens fällt der Abschluß des Krieges. Im Herbst des
Jahres 1917 hat Lewandowsky das Büchlein geschrieben, auf
dem Dornenweg der militärischen Zensurinstanzen lagerte es
monatelang und hat nun leider das Vorrecht verwirkt, von
seinem Autor selbst in die Öffentlichkeit geleitet zu werden.
Nicht aber die Pflicht, mit allem Nachdruck die in ihm an-
gesammelten Erfahrungen und kritischen Beurteilungen dem
Praktiker zu übermitteln. Der Einwand, eine Kriegsneurologie
käme jetzt zur Unzeit, wird durch die geschlossene und prä-
gnante Darstellung des großen Stoffs, wie durch die überzeugende
Kraft einer allem Autoritativen, Veralteten, Schematisierten ab-
holden Persönlichkeit sofort entkräftet. Was hier ein scharf und
vorurteilslos beobachtender Kenner im Feld und in der Heimat
sah und erforschte, muß und wird lange über den letzten Tag
des Kriegs hinaus Geltung behalten. Denn, auch dies wird aus
den folgenden Seiten klar werden: nur wer rückblickend das
ganze Gebiet der Kriegsschäden des Nervensystems beherrscht,
wer sich ein selbständiges Urteil gegenüber den mannigfachen
psychoneurotischen Reaktionen wahrt oder schafft, kann ärztlich
an der sozialen Gesundung des Volksganzen mit Recht und
mit gutem Gewissen mitarbeiten. Die Fürsorge für die Kriegs-
kranken, die Versorgung der dauernd Geschädigten, die Renten-
bestimmung, die Arbeitsfrage für die Neurotiker, die Spätopera-
tionen und orthopädischen Maßnahmen, — all das sind entscheidende Fragen, vor die der Gutachter noch monatelang gestellt werden wird. Ihnen gibt Lewandowsky's Leitfaden sehr
bestimmte, sehr überlegte und durch Erfahrung gedeckte, per-
sönliche Antwort. Sie verpflichtet nicht durch das Wort allein,
sondern mehr durch die Überzeugung und den hundertfach er-

brachten Beweis ihrer Richtigkeit zum Mitgehen und zur Gefolgschaft. Auch der Fachmann wird das herausfühlen; dem Praktiker aber ist das Gewissen geschärft für die Grenzen seines Könnens, das Wissen vermehrt um den Extrakt zahlloser Massenerfahrungen.

Mit diesem kleinen Abriß der Kriegsneurologie, der sich abseits von seiner sonstigen Einbohrung in Einzel-Fragen hält, hat Lewandowsky sein Lebenswerk abgeschlossen, das der Erziehung und Belehrung der Ärzte, der Anregung ihres wissenschaftlichen Triebs, der Erhöhung ihrer praktischen Kenntnisse auf dem Gebiet der Neurologie und der Verdichtung ihres Verantwortlichkeitsgefühls gewidmet war. Die Anerkennung der neurologischen Disziplin als einer überragend wichtigen Einzeldisziplin erlebte er noch; denn jeder Tag des Krieges bewies sie neu. Seine eigene unermüdliche Tatkraft in Verbindung mit unbeugsamer kritischer Strenge und polemischer Denkart auch sich selber gegenüber hatten wesentlich zu dem Erfolg der Neurologie beigetragen. Auch dieser Grundriß, das Schlußwort seiner wissenschaftlichen Tätigkeit, arbeitet dem gleichen Ziele zu.

Das Manuskript konnte ohne wesentliche Umarbeitung gedruckt werden. Die Änderungen und die wenigen Ergänzungen waren zu geringfügig, als daß sie besonders bezeichnet zu werden brauchten.

Berlin, November 1918.

Kurt Singer.

Inhaltsverzeichnis.

Der Krieg hat der Neurologie besondere Aufgaben gestellt. Er hat zwar keine grundsätzlich neuen Erkrankungen des Nervensystems hervorgebracht, uns aber solche Erkrankungen, die im Frieden selten waren, in einer ungewöhnlich großen Fülle vor Augen gestellt. Die Massenhaftigkeit gewisser Erkrankungen und Verletzungen und die lange Dauer des Krieges haben es daher ermöglicht, gewisse Grundlinien der Behandlung für die im Kriege besonders häufigen Erkrankungen viel besser aufzustellen, als das im Frieden jemals möglich gewesen wäre. Eine neue Aufgabe hat die Neurologie ferner in der praktischen Begutachtung der Dienstfähigkeit und der Dienstbeschädigung gefunden.

Kann in diesem Sinne wohl von einer Kriegsneurologie mit Recht die Rede sein, so bleibt die Grundlage der Neurologie im Kriege doch keine andere als im Frieden. Im folgenden soll versucht werden, die besonderen Aufgaben der Kriegsneurologie auf dieser allgemeinen Grundlage so kurz wie möglich darzustellen, und zwar in einer für jeden Arzt verständlichen einfachen Form. Zwar hat die Neurologie in diesem Kriege durch die Errichtung von Sonderstationen und durch die Übertragung besonderer Befugnisse an ihre Fachärzte zum ersten Male in Deutschland die ihr gebührende Anerkennung als Spezialfach erlangt; trotzdem aber kann sie auf die Mitarbeit der Gesamtheit der Ärzte nicht verzichten. Diese Mitarbeit kann nur auf der Grundlage gewisser allgemeiner Regeln für Untersuchung, Behandlung und Beurteilung erfolgen.

I. Grundlagen.

Die neuere Neurologie hat den Gegensatz zwischen organischen Nervenkrankheiten und nichtorganischen zu ihrer Grundlage gemacht und immer feiner bestimmt. Dabei sind aus dem Gebiet, das man früher unter dem Stichwort „Neurose“ zusammengefaßt hat, eine Reihe von Erkrankungen ausgeschieden, weil sich ihre organische Grundlage ergeben hat, wie z. B. die Epilepsie, die Basedowsche Krankheit u. a. m. Die einfache Bezeichnung „Neurose" ist daher besser zu vermeiden, die neuere Neurologie beschränkt sich darauf, die seelisch bedingten Neurosen, das sind die „Psychoneurosen", insbesondere Hysterie und Neurasthenie, von den organisch bedingten Nervenkrankheiten zu unterscheiden. Diese Unterscheidung ist ebenso die Grundlage der Kriegsneurologie. Die erste Frage bei jeder Untersuchung hat immer zu lauten: ist die Erkrankung organisch oder nicht?

Zweiter Grundsatz ist, daß diese Unterscheidung „organisch oder nicht?" getroffen wird, durch den Nachweis oder den Ausschluß der organischen Erkrankung. Die organische Krankheit wird als solche festgestellt, die Psychoneurose wird nicht als solche festgestellt, sondern durch den Nachweis des Fehlens organischer Krankheit erschlossen. Eine hysterische Lähmung wird nicht mehr durch den Nachweis eines hysterischen Charakters oder hysterischer Stigmata diagnostiziert, sondern durch das Fehlen der objektiven Kennzeichen organischer Erkrankung.

Die objektive Untersuchung ist die Grundlage jeder Diagnose. Nur ganz wenige Handgriffe dieser objektiven Untersuchung müssen von dem Nichtneurologen beherrscht werden. Es handelt sich

1. um die Prüfung einiger Haut- und Sehnenreflexe;
2. um die Prüfung des Pupillarreflexes;
3. um den Augenspiegelbefund;
4. um sehr einfache elektrische Untersuchungen.

Nicht einmal alle diese vier Punkte brauchen bei jeder Untersuchung berücksichtigt zu werden. Die elektrische Untersuchung kommt wesentlich zur Diagnose der Folgen peripherer Verletzungen in Frage, die Prüfung der Haut- und Sehnenreflexe zur Diagnose der Verletzungen und Erkrankungen des zentralen Nervensystems — Gehirn- und Rückenmark —, der Pupillarreflex zur Feststellung syphilidogener Erkrankungen, Tabes und Paralyse, der Augenspiegelbefund bei Verdacht auf Drucksteigerung im Schädel — Gehirnabszeß, Hirntumor, Gehirnhautentzündung —. Liegt nicht ganz offenbar eine rein periphere Verletzung vor, in welchem Falle nur die elektrische Prüfung entscheiden kann, so muß allerdings von jedem Untersucher verlangt werden, daß er untersucht und in die Krankengeschichte aufnimmt:

den Befund der Pupillen und den der Haut- und Sehnenreflexe;
denn diese sind in weitaus der Mehrzahl der Fälle geeignet,
die Entscheidung, ob eine nervöse Erkrankung organisch ist
oder nicht, zu geben.

1. Reflexe.

Von den Sehnenreflexen brauchen von dem Nichtneurologen
unter den Verhältnissen des Krieges nur geprüft zu werden
Kniesehnenreflexe und Achillessehnenreflexe.

A. Der Kniesehnenreflex.

Der Kniereflex, der ja schon seit langer Zeit fast als wich-
tigstes aller Prüfungsmittel der Nervenkrankheiten betrachtet
wird, wird am besten beim liegenden Kranken geprüft, indem
man ihn auffordert, das eine Bein ein wenig über das andere
zu legen. Man sage dem Kranken nicht, was man tun will,
man bemerke nur kurz, daß man seine Beine untersuchen müsse,
und lasse ihn dabei seine Beine nicht ansehen, sondern den
Kopf rückwärts lehnen und zur Zimmerdecke sehen. Der größte
Fehler, den man machen kann, ist der, daß man von vornherein dem Kranken aufgibt, „nicht zu spannen“. Hat er es
bis dahin noch nicht getan, so tut er es nun sicher. Verfährt
man ruhig, so braucht man den Jendrássikschen und andere
Handgriffe nur in einer verschwindenden Minderzahl der Fälle,
ich schätze auf $1-2\%$. Man kann den Patienten natürlich
auch sitzen und, wie üblich, die Beine übereinander schlagen
lassen. Man kann ihn sich auch auf einen Tisch setzen und
die Beine lose herunterhängen lassen. Der Schlag auf die Sehne
soll kurz und federnd sein. Man kann ihn mit dem Perkussions-
hammer, der Kante einer Elektrode, einem Lineal oder dgl.
ausführen. Die bloße Hand eignet sich nicht so gut dazu,
mindestens ist dazu eine gewisse besondere Übung erforderlich.

Man achte dann nicht nur auf die Streckbewegung des
Unterschenkels, sondern sehe sich auch die Quadrizepszuckung
selbst an. Letztere ist manchmal viel deutlicher und sicherer
als erstere.

Wenn man keinen Reflexerfolg sieht, so kann man einen
der sog. Kunstgriffe anwenden, welche wesentlich den Zweck

verfolgen, die Aufmerksamkeit des Patienten abzulenken, und von denen der Jendrássiksche immer noch als ausreichend und vielleicht als der beste erscheint. Man wendet ihn zweckmäßig so an, daß man seine — des Untersuchers — linke Hand in die eine des Patienten legt — nicht also den Patienten seine eigenen Hände auseinanderziehen läßt — und ihm aufgibt, bei eins, zwei, drei, die Hand des Untersuchers kräftig zu drücken. Das hat gegenüber der anderen Methode den Vorzug, daß man weiß, wann der Patient drückt. In diesem Augenblick führt man dann den Schlag gegen die Sehne.

B. Achillessehnenreflex.

Man prüft den Achillessehnenreflex, indem man beim liegenden Patienten das Bein durch entsprechende Unterstützung des Fußes passiv etwas beugt und zugleich den Fuß etwas dorsal flektiert, dann führt man mit dem Hammer einen Schlag gegen die Achillessehne und fühlt bei positivem Reflex die Plantarflexion des Fußes sehr deutlich. Oder man läßt den Patienten, das Gesicht nach der Lehne, auf einen Stuhl knien, die Beine recht weit dabei auf den Sitz schieben, so daß die Tibia etwa eine Handbreite über den Sitz noch hervorsteht, und klopfe dann auf die Sehne. Man kann sich durch vorheriges Anfassen davon überzeugen, daß der Kranke nicht zu sehr spannt.

Auch hier versuche man es erst, ohne mündliche Vorschriften mit den Kranken auszukommen; sonst sind die Kunstgriffe entsprechend wie beim Patellarreflex. Manchmal tut man gut, auch bei knienden Patienten den Fuß passiv etwas dorsal zu beugen, um die Sehne so anzuspannen. Die Schwierigkeit bei der Beurteilung des Reflexes, soweit überhaupt eine solche vorhanden ist, liegt manchmal darin, die rein mechanische Wirkung des Schlages — die Sehne zieht beim Schlage naturgemäß etwas am Kalkaneus — von einer reflektorischen Wirkung zu unterscheiden; hier muß man sich eben eine gewisse Übung verschaffen.

Von den Hautreflexen braucht nur der Sohlenreflex geprüft zu werden.

C. Sohlenreflex.

Man prüft den Fußsohlenreflex, indem man mit einem der Empfindlichkeit des Untersuchten angepaßten Gegenstand mäßig schnell der Länge nach, und zwar von hinten nach vorn, über die Fußsohle fährt. Bei sehr empfindlichen Patienten nimmt man am besten die Fingerkuppe bzw. den Fingernagel, sonst den Stiel des Perkussionshammers, einen Bleistift oder dergleichen, bei sehr schwer reagierenden eine Nadel. Man streicht zweckmäßig nicht weit vom äußeren Fußrand und achtet darauf, daß man weit genug nach vorn kommt — wenn der Reflex nicht schon früher eingetreten ist —, d. h. bis über die Köpfchen der Metatarsalknochen. Die Ruhestellung der Zehen ist ohne Belang. Der Reflex kann bei plantarstehenden Zehen positiv und bei dorsalstehenden negativ sein, und dann ist die Richtung der reflektorischen Bewegung entscheidend. Beweisend für den Ausfall des Reflexes ist in erster Linie das Verhalten der großen Zehe. Es ist also pathologisch eine Dorsalflexion der großen Zehe, und zwar kommt es noch darauf an, ob sie primär erfolgt. Wenn, was bei nicht ganz adäquater Reizung oft geschieht, zuerst eine Plantarflexion der Zehe und dann eine Dorsalflexion eintritt, „gilt" die Plantarflexion. Das Verhalten der anderen Zehen ist verschieden, am auffälligsten ist das pathologische Verhalten der großen Zehe dann, wenn die 2.—5. Zehe sich zugleich plantar flektieren. Bedingung aber für die Anerkennung des „Babinski" ist das nicht. Die kleinen Zehen können auch mit der großen zusammen dorsalreflektiert werden. Im allgemeinen soll man eine Dorsalflexion des ganzen Fußes vermeiden; es ist das aber nicht immer möglich, und auch bei einer leichten Dorsalflexion des Fußes kann die Dorsalflexion der Zehe ganz überzeugend sein. Gerade in diesen Fällen muß man aber besonders darauf achten, ob der Extension der ersten Zehe nicht etwa eine Plantarflexion vorausgegangen ist. Am deutlichsten ist die Extension der Zehe dann, wenn sie langsam erfolgt, und in der Mehrzahl der Fälle ist das der Fall. Die Schwer- oder Nichtauslösbarkeit des Sohlenreflexes hat nicht die Bedeutung eines krankhaften Befundes.

2. Pupillarreflex.

Jede Pupille ist einzeln zu untersuchen, bei Verdeckung des anderen Auges. Bei weitem die besten Resultate bekommt man bei Belichtung des Auges mit einer der kleinen Taschenlampen, wie man sie ja überall auch im Felde hat. Man stellt den Kranken in eine dunkle Ecke, mit dem Rücken gegen das Fenster und läßt das Licht der Taschenlampe von der Seite auf die Pupillen fallen, man hat dann nur darauf zu achten, daß der Patient während der Belichtung des Auges nicht akkommodiert, bzw. einen nahen Gegenstand fixiert, und daß er nicht zwinkert. Es können irgendwelche Schwierigkeiten über die Beurteilung der Reaktion eigentlich nicht eintreten. Man muß sich nun darüber klar sein, was bei diesen Reflexen im Bereiche der Regel liegt und was nicht.

Für den Kniesehnenreflex und Achillessehnenreflex ist hierzu folgendes zu sagen: es kommt wesentlich darauf an, ob die Reflexe überhaupt da sind, und es ist unbedingt ein für eine organische Erkrankung beweisender Befund, wenn dieselben fehlen; dagegen kommt es nicht darauf an, ob sie lebhaft oder schwach sind, nur ein echter und nicht erschöpfbarer Fußklonus, das ist die höchste Steigerung des Achillessehnenreflexes[1]), spricht allerdings mit Sicherheit für eine organische Erkrankung. Wenn dieser Befund aber nicht zu erheben ist, so sind irgendwelche Folgerungen aus dem Verhalten der Knie- und Achillessehnenreflexe eben nur dann zu ziehen, wenn sie fehlen, und zwar genügt es, wenn sie auf einer Seite fehlen, oder wenn auch nur einer auf einer Seite mit Sicherheit fehlt. Die Kennzeichnung aber der Reflexe, die man in vielen Krankengeschichten findet, wie „gesteigert", ist überflüssig und nur irreführend, denn die angebliche Steigerung der Reflexe beweist gar nichts.

Bei der Prüfung der Pupillenreaktion soll man wiederum nur darauf achten, ob die Lichtreaktion vorhanden ist

---

[1]) Man prüft ihn, indem man den Fuß bei leicht gebeugtem Knie zwischen Daumen und Zeigefinger faßt und ihn dorsalwärts drängt. Aus der Gegenbewegung des Muskels ergibt sich dann das regelmäßige rhythmische Spiel, das wir Klonus nennen. Sind die Sehnenreflexe sehr lebhaft, so unterlasse man diese Prüfung nicht. Für eine organische Erkrankung ist aber nur der dauernde, nicht erschöpfbare Klonus beweisend. Einige kleine Nachzuckungen kommen auch bei Neurosen vor.

oder nicht. Die sich in den Krankengeschichten häufig findende Bemerkung, daß die Pupillenreaktion träge ist, ist gewöhnlich falsch. Das Fehlen der Pupillenreaktion ist besonders dann demonstrativ, wenn die Verengerung auf Akkommodation erhalten ist; fehlt Lichtreaktion und Akkommodationsreaktion, so hat das keine andere Bedeutung, als das Fehlen der Lichtreaktion allein. Die Weite der Pupille an und für sich, und auch mäßige Differenzen in der Weite bei der Pupillen haben keine Bedeutung, falls die Lichtreaktion erhalten ist; eher schon eine Entrundung der Pupillen, die jedenfalls notiert werden soll.

3. Augenspiegelbefund.

Die wesentlichsten krankhaften Abweichungen des Augenspiegelbefundes, welche für den Neurologen wichtig sind, sind:

    a) Die Sehnervenentzündung (Neuritis optica);

    b) die Sehnervenatrophie.

Die Feststellung der Sehnervenentzündung, bzw. Stauungspapille, ist besonders dann wertvoll, wenn es sich um die Entscheidung handelt, ob ein drucksteigender Prozeß im Schädel vorliegt, also eine Hirnhautentzündung, ein Abszeß oder eine Geschwulst des Gehirns. Alle diese drei Erkrankungen können jedoch auch ohne Veränderung am Sehnervenkopf einhergehen. Eine Atrophie des Sehnerven findet sich unter den Verhältnissen des Krieges vor allem bei den metasyphilitischen Erkrankungen. Von dem Praktiker kann man im allgemeinen nicht verlangen, daß er in der Front, oder auch im Feldlazarett die Untersuchung des Augenspiegelbefundes vornimmt. Fälle, die den ernsthaften Verdacht auf eine der genannten Erkrankungen erwecken, werden immer mindestens bis in ein Kriegslazarett gebracht werden können und müssen, wo eine spezialärztliche Untersuchung durch Nerven- oder Augenarzt stattfinden wird. Es ist natürlich ganz unmöglich, in der Front jedem Menschen, der über Kopfschmerzen klagt, die Augen zu spiegeln.

Wir beschränken uns hier tunlichst darauf, die Diagnosen und Differentialdiagnosen zu bezeichnen, welche durch das Verhalten der genannten Sehnenreflexe, des Fußsohlenreflexes und der Pupillenreflexe möglich sind.

Handelt es sich um nicht äußerlich Verletzte, also entweder um spontan oder nach Verschüttung eingetretene Erkrankung, so fassen wir zuerst den Fall ins Auge, daß die genannten Reflexe im Bereiche der Regel sind, d. h. also:

1. daß die Sehnenreflexe vorhanden,
2. daß der Fußsohlenreflex in Beugung (Babinski negativ) ist,
3. daß die Pupillen auf Licht reagieren.

Dieser **erste** Fall ist unter den angegebenen Verhältnissen bei weitem der häufigste; d. h. also, wenn ohne äußere Verletzung nervöse Beschwerden angegeben oder nervöse Symptome gezeigt werden. Er bedeutet mit sehr großer Wahrscheinlichkeit, daß ein organischer Befund nicht vorliegt, was für die militärische Verwendungsfähigkeit des Betreffenden von ausschlaggebender Bedeutung ist, denn man wird solche Leute, wenn irgend möglich, in der Front zu halten suchen.

Von den Regelwidrigkeiten der genannten Reflexe wird nun **zweitens** der Fall der häufigste sein, daß die Sehnenreflexe, also Knie- und Achillessehnenreflexe, fehlen. Es handelt sich dann unter allen Umständen um eine organische Erkrankung, und zwar entweder um eine Tabes oder um eine Polyneuritis. In beiden Fällen hat der Mann aus der Front auszuscheiden und wird zweckmäßig zunächst der Nervenstation eines Kriegslazaretts zu überweisen sein.

Genau die gleiche Bedeutung wie das Fehlen der Knie- und der Achillessehnenreflexe hat der **dritte** Fall, das Fehlen nur der Knie- oder nur der Achillessehnenreflexe, vorausgesetzt, daß es einwandfrei festgestellt wird.

Das Fehlen nur eines Knie- oder nur eines Achillessehnenreflexes, der **vierte** Fall, kann die gleiche Bedeutung haben, insbesondere ein Vorzeichen der Tabes sein. Das isolierte Fehlen eines Achillessehnenreflexes kann aber weiter noch zusammen mit den subjektiven Beschwerden einer Ischias als objektives Zeichen von deren Schwere (Neuritis ischiadica) in Betracht kommen, so daß auch in diesem Falle der Mann wenigstens zeitweilig aus der Front auszuscheiden hat. Bei schweren Krampfadern und alten Verletzungen an Fußknochen oder Gelenk kann der Achillesreflex ebenfalls fehlen.]

Die einwandfreie Feststellung eines Babinskireflexes,

der **fünfte** Fall, sei er einseitig oder doppelseitig, ist immer das Zeichen einer schweren Erkrankung des Zentralnervensystems und führt zur Ausscheidung aus dem Militärdienst.

Fehlt (sechster Fall) die Lichtreaktion beider Pupillen (oder auch nur einer), so handelt es sich mit Sicherheit um eine organische Erkrankung, und zwar fast immer auf syphilitischer Grundlage, also eine Tabes, Paralyse, Lues cerebrospinalis. Auch bei dieser Feststellung hat ·also der Betreffende mindestens aus der Front, zweckmäßig überhaupt aus dem Militärdienst auszuscheiden (vgl. weiter unten).

Es ist natürlich angenehm, wenn nicht nur eins der geschilderten Symptome, die für eine organische Erkrankung bezeichnend sind, vorhanden ist, sondern mehrere zugleich, also wenn etwa ein Fehlen des Achillessehnenreflexes sich vergesellschaftet mit einem Fehlen der Pupillarreaktion usw. Es muß aber durchaus daran festgehalten werden, daß ein sicheres Zeichen genügt zur Feststellung eines organischen Befundes, und daß diese Feststellung nicht nur prinzipiell neurologisch, sondern gerade auch für die militärische Brauchbarkeit von ganz grundlegender Bedeutung ist.

Dabei muß allerdings erwähnt werden, daß die normale Auslösbarkeit der Reflexe nichts beweist gegen das Bestehen einer Ischias mäßigen Grades, nichts beweist gegen das Bestehen von Neuralgien überhaupt und nichts beweist gegen das Bestehen einer Meningitis. Diese Erkrankungen müssen an anderen Zeichen erkannt werden, die später besprochen werden.

4. Die elektrische Erregbarkeit.

Stärkere Störungen der elektrischen Erregbarkeit finden sich ausschließlich bei Erkrankungen, welche zwischen den Zellen des Vorderhorns, diese eingeschlossen, bzw. den Hirnnervenkernen und dem Muskel in der motorischen Bahn liegen. Sie finden sich nicht bei Erkrankungen, die weiter oben, also im Bereich des Gehirns oder innerhalb der Leitungsbahnen des Rückenmarks ihren Sitz haben. Sie finden sich ebenso niemals bei funktionellen Störungen, und zwar liegt ihre Bedeutung im wesentlichen in der Unterscheidung der peripheren Störungen von den funktionellen. Es liegt auf der Hand, daß für den Krieg die elektrische Untersuchung hauptsächlich für die Unterscheidung der Verletzungen und Erkrankungen der peripheren Nerven von anderen Zuständen Bedeutung hat, und für diese Diagnose ist sie notwendig.

Diejenige Modifikation der elektrischen Erregbarkeit, welche für die peripheren Erkrankungen in dem oben bezeichneten Sinne kennzeichnend ist, ist die Entartungsreaktion. Sie besteht darin, daß die faradische Erregbarkeit in dem erkrankten Gebiet aufgehoben und die galvanische Erregbarkeit verändert ist.

Da sich im Felde, auch in den Kriegslazaretten der Etappe, galvanische Apparate meist nicht finden, diese auch von Nichtspezialisten meist nicht richtig gehandhabt werden, so muß oft die Prüfung der faradischen Erregbarkeit genügen. Ein faradisch unregbarer Muskel ist degeneriert, daraus kann der Schluß gezogen werden, daß seine Verbindung mit dem Rückenmark organisch gestört ist; ist die faradische Erregbarkeit erhalten, so ist andererseits der Schluß zulässig, daß die Verbindung mit dem Rückenmark, also der Nerv nicht verletzt ist. Selbst auf starke Verminderung der elektrischen Erregbarkeit ist zur Entscheidung dieser hauptsächlichen differentialdiagnostischen Frage kein Wert zu legen, man muß sogar häufig starke faradische Ströme anwenden, um das Vorhandensein der faradischen Erregbarkeit festzustellen, und es empfiehlt sich zu diesen Zwecken, die häufig ungenügenden und erschöpften kleinen faradischen Apparate durch Nebenschaltung eines oder zweier Léclanchéscher oder Trockenelemente, wie sie auch im Felde fast überall (z. B. von der Post oder den Telegraphenabteilungen) zu haben sind, zu verstärken.

Eine verminderte faradische Erregbarkeit ist immer eine erhaltene faradische Erregbarkeit. Die Technik der faradischen Erregung darf als bekannt vorausgesetzt werden. Man kann entweder die eine Elektrode auf das Brustbein und die andere auf den zu prüfenden Muskel oder auch beide auf den zu prüfenden Muskel aufsetzen.

Dort, wo man galvanische Apparate hat, insbesondere auch in der Heimat, wird man natürlich auch galvanisch untersuchen. Bei der galvanischen Reizung setzt man immer eine große Elektrode auf eine indifferente Stelle, das Brustbein oder den Nacken, eine kleine auf den zu untersuchenden Muskel — möglichst an den aus entsprechenden Abbildungen ersichtlichen Nervenreizpunkten.

Die Zeichen der Entartung bei galvanischer Untersuchung sind langsame, wurmförmige Kontraktionen des Muskels und das mehr oder minder auffällige Vorwiegen der Anodenschließungszuckung vor der Kathodenschließungszuckung. Es sind stärkere Ströme — am Milliamperemeter abzulesen — notwendig, um eine Muskelzusammenziehung mit der Kathode als mit der Anode zu erzielen.

Nicht nur die Muskeln, auch die Nerven selbst können an den Stellen, wo sie der Oberfläche nahe liegen, elektrisch gereizt werden. Hier genügt durchaus die faradische Reizung, denn hier handelt es sich nur darum, festzustellen, ob der Nerv erregbar ist, ob seine Reizung den ihm eigentümlichen Reizungserfolg hat, oder ob dieser Erfolg ausbleibt. Ist ein Nerv degeneriert, so ergibt seine Reizung eben keinen Erfolg mehr, eine besondere Reaktion der Entartung vom Nerven aus gibt es nicht.

Diese wenigen grundlegenden Untersuchungsmittel werden wir nun anwenden, um die wichtigsten im Kriege vorkommenden Schädigungen des Nervensystems zu kennzeichnen.

II. Die Schädigungen des Nervensystems im Kriege.

Es kommen natürlich im Kriege alle Erkrankungen und Schädigungen vor. Die Aufgabe eines Leitfadens der Kriegsneurologie kann aber nicht sein, sie alle einzeln zu beschreiben. Es können und sollen hier vielmehr nur diejenigen Gruppen von Schädigungen eine kurze Schilderung erfahren, welche durch den Krieg erzeugt werden, oder welchen im Kriege eine besondere Bedeutung zukommt. Es sind das

1. die Verletzungen des Nervensystems, welche zerfallen in
   a) die Verletzungen der peripheren Nerven,
   b) die Verletzungen des Rückenmarks,
   c) die Verletzungen des Gehirns.

2. Diejenigen Erkrankungen, welche infolge der im Kriege häufigen Infektionen und Erkältungseinflüsse häufig zur Entstehung kommen.

3. Die Kriegsneurosen.

1. Die Verletzungen des Nervensystems.

a) Die Verletzungen der peripheren Nerven.

Wir besprechen zuerst die ganz überwiegende Menge dieser Verletzungen, nämlich diejenigen, die durch Schuß, sei es durch Infanterie- oder Artilleriegeschoß, bedingt sind.

Da der verletzte Nerv nur in einer ganz kleinen Minderzahl von Fällen durch die Verletzungen unmittelbar dem Auge freigelegt ist, so muß die Diagnose der Verletzung aus der Störung seiner Funktion gestellt werden. Die Funktion der Nerven besteht einerseits in der Leitung der Bewegung (Motilität) vom Zentralnervensystem zum Muskel, zweitens in der Leitung der Empfindung von der Peripherie, insbesondere der Haut, zum Zentralnervensystem (dazu treten noch vasomotorische Funktionen). Diesen beiden Funktionen dienen zwei Arten von Fasern. Die meisten Nerven sind gemischte, d. h. sie setzen sich aus motorischen und sensiblen Fasern zusammen. Die motorischen und sensiblen Versorgungsgebiete der peripheren Nerven sind uns bekannt, und so stellen wir also. die Diagnose aus dem Ausfall des motorischen und sensiblen Innervationsgebietes.

Wir betrachten jetzt die einzelnen Nerven, indem wir auf die genauere Darstellung ihres Verlaufs verzichten, dagegen ihr wesentliches Innervationsgebiet und die Erscheinungen des Ausfalles beschreiben.

Am **Arm** versorgt der N. radialis motorisch den M. triceps, die Handstrecker und die Strecker der Fingergrundglieder, am Daumen außerdem den Abd. poll. long., daneben den Brachioradialis (Supinator longus). Sein sensibles Versorgungsgebiet ist nur sehr klein und beschränkt sich auf eine Zone am Rücken des Daumens und der benachbarten Fläche des Handrückens.

Demgemäß sind die Folgen selbst einer totalen Unterbrechung im wesentlichen motorische. Die totale Radialislähmung hoch oben in der Gegend des Schultergelenks bewirkt also eine

Lähmung der aktiven Streckung des Vorderarms, Lähmung der Handstreckung und der Streckung der Finger - Grundglieder, sowie der Abstreckung — Abduktion — des Daumens. Ist die Verletzung, wie am häufigsten, in der Mitte des Oberarms geschehen, so ist die Streckung des Vorderarms erhalten, weil der Ast für den Triceps dort schon abgegangen ist, es findet sich nur das kennzeichnende Verhalten der Hand und der Finger: Die Hand hängt fast im rechten Winkel gegen den Vorderarm herab, und die Grundglieder der Finger hängen von der Mittelhand herunter. Hebt der Untersucher durch Druck von der Volarfläche die Grundglieder der Finger, so überzeugt er sich leicht, daß die beiden Endglieder der Finger aktiv gut gestreckt werden können. Sitzt die Verletzung des Radialis am Vorderarm, so kann die Handstreckung erhalten und nur die Fingerstreckung aufgehoben sein. Die Sensibilitätsstörung ist bei Radialisverletzungen entsprechend seinem nur kleinen sensiblen Versorgungsgebiet nur gering und, wie oben beschrieben, beschränkt.

Der N. ulnaris versorgt den ulnaren Flexor carpi, einen Teil der Beuger des 4. und 5. Fingers, die Mm. interossei und den Add. poll. Seine Lähmung zeigt sich in einer Schwächung der Beugung des 4. und 5. Fingers, und vor allem in dem kennzeichnenden Ausfall der Spreizung und der Aneinanderlegung der Finger. Sein sensibles Versorgungsgebiet ist die ulnare Seite der Hand, der 5. und die ulnare Hälfte des 4. Fingers. Gewöhnlich ist bei Ulnarisverletzungen die Beschränkung der Empfindungsstörung auf diese Teile sehr deutlich und charakteristisch.

Der N. medianus versorgt die wesentlichen Beuger der Hand, die Beuger des 1., 2 und 3. Fingers und den Daumenballen[1]. Kennzeichnend für die Lähmung ist die Streckstellung und die aufgehobene Beugung der entsprechenden Finger, die gewöhnlich am 2. Finger am stärksten und vollkommen ist; aber auch der Daumen kann weder gebeugt noch opponiert werden,

---

[1] In seltenen Fällen, über die viel gesprochen worden ist, beteiligt sich der Ulnaris an der Versorgung des Daumenballens. Praktisch hat die Kenntnis dieser abnormen Möglichkeit die Bedeutung, daß trotz der Erhaltung eines Teiles des Daumenballens, und insbesondere einer ziemlich vollkommenen Opposition, der Medianus vollständig durchtrennt sein kann.

der 3. Finger etwas mehr gebeugt, 4. und 5. dagegen ziemlich ausgiebig und kräftig. Das sensible Versorgungsgebiet des Medianus betrifft die $3^{1}/_{2}$ ersten Finger und die entsprechenden Teile der Hand.

Der **N. musculocutaneus** versorgt im wesentlichen den Biceps. Seine Lähmung bedeutet die Aufhebung der Beugung des Unterarms. Sein sensibles Versorgungsgebiet befindet sich an der radialen Seite des Unterarms.

Der **N. axillaris** versorgt den Deltoideus, seine Lähmung bedingt die Aufhebung der Seitwärtshebung des Oberarms, der Arm hängt schlaff herunter. Sein sensibles Versorgungsgebiet befindet sich ungefähr über dem Deltoideus.

Von den anderen Schulternerven seien hier nur zwei erwähnt.

Der **N. accessorius** (— kein Rückenmarks- sondern ein Hirnnerv —) versorgt den Trapezius, den Schulterheber. Bei seiner Lähmung steht die Schulter tief, das Schulterblatt weit von der Mittellinie ab. Eine sensible Störung gibt es hier nicht.

Der **N. thoracicus** longus versorgt den Serratus anticus major. Bei seiner Lähmung kann der Arm nicht über die Horizontale hinausgehoben werden, und bei der Hebung des Armes nach vorn hebt sich das Schulterblatt flügelförmig vom Brustkorb ab. Auch hier keine sensible Störung.

Am **Bein** versorgt der **N. femoralis** den Quadriceps und Iliopsoas. Sein wesentlicher Ausfall ist die Aufhebung der aktiven Streckung des Kniegelenkes.

Der **N. ischiadicus** versorgt am Oberschenkel die Beuger. Am Unterschenkel teilt er sich in den **N.** tibialis und in den **N.** peroneus.

Der **N. tibialis** versorgt die gesamte Wadenmuskulatur, die Zehenbeuger und die kleinen Fußmuskeln.

Der **N. peroneus** versorgt die Strecker, die Auswärtsheber des Fußes und die Strecker der Zehen. Der motorische Ausfall des Peroneus bedeutet ein Herabhängen des äußeren Fußrandes und Abwärtshängen der Fußspitze. Beim Gehen führt das zu dem bekannten Steppergang.

Der motorische Ausfall des **Tibialis** besteht in dem Verlust der Plantarflexion des Fußes und der Zehen. Das sensible Ausbreitungsgebiet des Peroneus befindet sich an der Außenseite des Unterschenkels und des Fußes. Der Tibialis versorgt die Fußsohle. Ist der Ischiadikus am Oberschenkel verletzt, so sind die Störungen natürlich gleich der Summe des Peroneus- und Tibialisausfalles, d. h. Fuß und Zehen sind vollständig gelähmt. Nur bei ganz hoher Ischiadikusverletzung kommt es auch zu einer Aufhebung der aktiven Beugung des Kniegelenks.

Am Kopf versorgt der N. facialis die Gesichtsmuskulatur in der bekannten Weise. Seine Lähmung bewirkt Verschwinden der Naso-Labialfalte, Herabhängen des Mundwinkels und Aufhebung des Augenschlusses. Beim Versuch dazu sieht man in der offenen Lidspalte das Auge sich nach oben drehen, so daß die untere Sklera sichtbar wird. (Dieses sogen. Bellsche Phänomen ist nur vorhanden bei peripherer und nicht bei zerebraler Facialislähmung.)

Der N. hypoglossus versorgt die Zunge. Bei seiner Lähmung wird die Zunge nach der gelähmten Seite herausgestreckt.

Die Augenmuskelnerven (— N. oculomotorius, abducens und trochlearis —) seien nur genannt. Ihre Lähmung erzeugt Doppelbilder.

Der N. vagus versorgt durch den Recurrens das Stimmband, ferner die Gaumensegel- und Schlundmuskulatur. Der Ausfall seiner bekannten, verlangsamenden Wirkung auf das Herz tritt bei einseitiger Lähmung nicht oder nur wenig hervor.

Die Sensibilität des Kopfes wird durch den N. trigeminus versorgt, dessen drei Äste ja bekannt sind.

Auf die sensible Versorgung des Rumpfes und der Extremitäten, soweit davon nicht schon bei der Besprechung der einzelnen Nerven soeben die Rede gewesen ist, soll nicht weiter eingegangen werden.

Schließlich sei noch der N. sympathicus erwähnt, dessen Verletzung am Halse das bekannte Bild hervorbringt: Verengerung der Pupille und Lidspalte bei erhaltener Pupillenreaktion.

Die Diagnose einer peripheren Nervenverletzung ist also grundsätzlich ein Rückschluß aus dem Ausfall der Funktion.

Können die Hand und die Grundglieder der Finger nicht gestreckt werden, kann der Daumen nicht abduziert werden, so bedeutet das Radialislähmung, kann das Knie nicht aktiv gestreckt werden, so bedeutet das Femoralislähmung usw. Bedingung der Diagnose ist dann natürlich, daß nicht die Muskeln selber verletzt sind.

Sehr häufig werden aus Bequemlichkeit oder Gedankenlosigkeit den Neurologen Fälle zugeschickt zur Prüfung des Nervenbefundes, in denen schon die oberflächlichste Betrachtung erweist, daß ausgedehnte Muskel-, Gelenk- und Knochenverletzungen mit entsprechender Versteifung die Störung ganz ausreichend erklären.

Die Unterscheidung des durch eine Nervenverletzung bedingten Funktionsausfalls von jeglichem anderen wird nun erleichtert und gesichert durch andere objektive Zeichen, welche sich zu dem Funktionsausfall schon wenige Tage nach der Verletzung, spätestens etwa in 14 Tagen gesellen. Es sind das die Störungen der elektrischen Erregbarkeit und die Atrophie der gelähmten Muskeln.

Die Störung der elektrischen Erregbarkeit ist das Entscheidende, vorausgezeigt noch einmal, daß nicht etwa eine Muskel- oder Sehnenverletzung vorliegt, welche den Erfolg der elektrischen Reizung nicht zur Erscheinung kommen läßt. Die beweisende Störung der elektrischen Erregbarkeit ist die bereits genannte Entartungsreaktion, also Verlust der faradischen Erregbarkeit der Muskulatur, Verlust jeder Möglichkeit der Erregung vom Nerven aus und gewisse Kennzeichen bei galvanischer Reizung der Muskulatur. Unter allen Umständen muß mindestens die faradische Prüfung gemacht werden, wenn eine Nervenoperation in Frage kommt. Es sind von Unkundigen bei hysterischen Lähmungen Nervenoperationen gemacht worden, weil man die hysterische Lähmung für eine Nervenverletzung hielt. Ein kleiner faradischer Apparat genügt, um solche Irrtümer zu vermeiden, je genauer die Prüfung nach Lage der örtlichen Verhältnisse sein kann, um so besser ist es natürlich. Ist die Feststellung der Entartungsreaktion ein ganz sicheres Zeichen einer Nervenverletzung, so hat die Feststellung einer Muskelatrophie nicht unter allen Umständen die gleiche Bedeutung. Freilich gibt es Muskelatrophien, die durch ihre Verteilung so vollständig charakteristisch sind, daß ein Zweifel gar nicht aufkommen kann, so z. B. die Atrophie der Zwischenfingermuskeln und des Add. poll. bei der Ulnarislähmung, die Atrophie des

Daumenballens bei der Medianuslähmung und andere, aber schon einer Quadrizepsatrophie kann man es nicht ansehen, ob sie auf einer Nervenverletzüng beruht oder etwa infolge einer Versteifung des Kniegelenks entstanden ist. Ebenso beweist selbst eine hochgradige Atrophie der Schultermuskulatur nicht eine Verletzung der Schulternerven, sondern sie kann bei einer Verletzung und Versteifung des Schultergelenks eine sekundäre (abartikuläre) Atrophie darstellen, gerade diese Unterscheidung von abartikulären Atrophien muß sehr häufig gemacht werden, und maßgebend für sie ist die elektrische Erregbarkeit. Die elektrische Erregbarkeit kann bei den abartikulären Atrophien sehr herabgesetzt sein, aber sie ist immer nur quantitativ herabgesetzt und nicht qualitativ verändert, insbesondere ist die faradische Erregbarkeit nicht vollständig aufgehoben, wie bei Entartungsreaktion. So bleibt also die Feststellung der elektrischen Erregbarkeit grundlegend für die Diagnose der peripheren Nervenverletzung und die Indikation jedes Eingriffes.

Von den Folgen peripherer Nervenverletzungen seien außer den Lähmungen und Sensibilitätsstörungen noch einige andere erwähnt. Zunächst die Kontrakturen; sie beruhen auf einer Verkürzung der Antagonisten der gelähmten Muskeln; am häufigsten und bekanntesten ist die Klauenhand bei Ulnarislähmung. Die Kontrakturen kommen aber nicht in allen Nervengebieten vor und erscheinen immer erst längere Zeit nach der Verletzung. Endlich seien noch erwähnt trophische und sekretorische Störungen, von letzteren insbesondere solche der Schweißdrüsen (Anhidrosis oder Hyperhidrosis), die aber von nur sehr geringer praktisch-diagnostischer Bedeutung sind. Auch von den Sensibilitätsstörungen muß gesagt werden, daß sie besonders in der Hand des Ungeübten nicht von ausschlaggebender, praktisch-diagnostischer Bedeutung sind, weil sie auf subjektiven Angaben und nicht auf objektiven Zeichen beruhen. Einer Anästhesie kann man es an und für sich oft nicht ansehen, ob sie hysterisch, ob sie zerebral oder ob sie durch eine periphere Nervenverletzung bedingt ist. Nur der Erfahrene kann es aus der Begrenzung der Störung häufig erschließen. Natürlich sind die Sensibilitätsstörungen im Verein mit den Motilitätsstörungen ein wesentliches Element der Diagnose, aber grundlegend für sie bleibt immer die dem Funktionsausfall entsprechende Degeneration der Muskulatur, die sich äußert 1. in der Störung der elektrischen Erregbarkeit bzw. der Entartungsreaktion, 2. in der Atrophie der Muskulatur.

Von den Bildern, welche durch den organischen Ausfall einzelner Nerven herbeigeführt werden, gibt es nun Abweichungen nach zwei Richtungen. Einmal können anstatt eines Nerven mehrere verletzt sein. Eine solche Lähmung mehrerer Nerven kommt am häufigsten vor im Bereiche der Nervenplexus, und wir haben dann die Plexuslähmungen der verschiedenen Art. Es kann auch vorkommen, daß in ihrem peripheren Verlauf mehrere Nerven gleichzeitig verletzt werden wie z. B. etwa Ulnaris und Medianus. Durch Verletzung in der Nähe der Schädelbasis werden zuweilen mehrere Hirnnerven verletzt z. B. der Accessorius, der Hypoglossus und der Vagus, woraus dann eine Lähmung der Schulterhebung, eine Lähmung der einen Zungenhälfte und des einen Stimmbandes sich ergibt. Nach der anderen Richtung braucht aber nicht immer ein Nerv vollständig ausgefallen zu sein, sondern seine Funktion braucht nur teilweise aufgehoben zu sein. Diese teilweise Aufhebung der Nervenfunktion kann in zweierlei Weise geschehen: entweder die Leitung durch den Nerven ist zwar im ganzen geschädigt, aber nicht total, und wir haben dann an Stelle der Lähmung nur eine Schwäche, eine Parese der gesamten betroffenen Muskulatur und leichtere Störungen der Sensibilität, oder aber es sind nur einzelne Bahnen, Kabel, des Nerven geschädigt, und die Folge dann ein entsprechender Ausfall nur eines Teiles der von ihm versorgten Muskulatur. Es ist eine neuere Feststellung, daß die Nervenfasern innerhalb eines Nerven nicht innig miteinander vermischt sind, sondern daß die Fasern für die einzelnen Muskeln bis zu einem hohen Grade in einzelnen, nebeneinander laufenden Kabeln, getrennt verlaufen. Durch diese Anordnung der Nervenfasern innerhalb des Nerven wird die eben erwähnte Möglichkeit partieller umschriebener Ausfälle verständlich. So können z. B. bei einer Medianusverletzung am Oberarm nur die Nervenfasern für den Daumenballen geschädigt werden, die für Hand und andere Finger erhalten bleiben, auch können die sensiblen oder die motorischen Bahnen eines Nerven mehr oder weniger isoliert geschädigt werden. Immerhin ist die andere Form der unvollständigen Schädigung, die diffuse, die weitaus häufigere.

Bei der Behandlung der Nervenverletzungen hat der Untersucher zunächst in jedem einzelnen Falle nach der Notwendigkeit und entsprechendenfalles nach dem geeigneten Zeitpunkt einer Operation zu fragen. Machen wir uns zunächst klar, was die Operation leisten kann. Im Falle, daß der Nerv völlig durchschossen ist, und nicht zu große Stücke des Nerven fehlen, können die beiden Nervenenden aneinander gebracht werden. Ist der Nerv in Narbengewebe eingebettet, so kann er aus der Umschnürung gelöst, festes Narbengewebe, das den Nerven durchwachsen hat, kann herausgeschnitten und danach, wenn nötig, der Nerv ganz oder teilweise genäht werden. Die Indikation zur operativen Freilegung des Nerven beschränkt sich also nicht, wie man früher wohl annahm, auf die Fälle, in denen der Nerv total durchschossen ist, sondern erstreckt sich auch auf diejenigen, in welchen so schwere narbige Verstrickungen des Nerven bestehen, daß eine spontane Wiederherstellung der Leitung nicht mehr erwartet werden kann. Diese Erweiterung der Indikation ist insofern zu gleicher Zeit auch eine Erleichterung, als wir in der Tat nicht imstande sind, die völlige Durchschießung des Nerven mit Sicherheit zu diagnostizieren. Zwar sind wir imstande, den totalen Funktionsausfall in der oben beschriebenen Weise zu erkennen, aber dieser totale Funktionsausfall beweist noch nicht die völlige Durchtrennung des Nerven. Ja es kommen sogar sehr schwere Funktionsausfälle vor, ohne daß der Nerv überhaupt vom Geschoß selber berührt worden ist, die sogenannte Nervenerschütterung. Beruhen die schweren Lähmungen aber nur auf einer leichten, der spontanen Wiederherstellung fähigen Verletzung des Nerven, so haben sie die Neigung, sich in einiger Zeit zu bessern. Diese Neigung zur Besserung muß man erproben und jedenfalls eine Anzahl von Wochen abwarten. Ohnehin muß man abwarten, bis die äußere Wunde aseptisch geschlossen ist, aber auch abgesehen davon sind ganz allgemein die Nervenoperationen den Lazaretten des Heimatgebietes zuzuweisen. Wie lange man nun abwarten soll, darüber können ganz feste Regeln nicht gegeben werden. Einzelne Chirurgen operieren jeden offensichtlich schweren Schuß sobald wie möglich nach dem aseptischen Schluß der äußeren Wunde, sie gehen von der Überlegung aus, daß, im Falle die Symptome eines totalen Ausfalles der Nervenfunktion vorliegen, jedenfalls auch die totale

2*

Durchschießung vorliegen könne, und daß in diesem Falle die Vereinigung der beiden Enden um so leichter ist, je früher man die Operation macht, weil sie dann noch nicht so retrahiert und in Narben verwachsen wären. Andererseits, sagen sie sich, ist die Freilegung eines Nerven ein einfacher Eingriff, der kaum etwas schaden kann. Das ist wohl richtig, immerhin kann man aber bei sehr frühen Operationen viel schwerer erkennen, im Fall der Nerv nicht durchschossen ist, was von ihm noch erholungsfähig ist, und man wird daher bei frühen Operationen leicht etwas zu viel wegnehmen oder auch wohl den Nerven resezieren, wo es nicht nötig gewesen wäre. Im allgemeinen wird man doch gut tun, den Zeitpunkt der Operation weiter hinauszuschieben und selbst bei anscheinend totalen Lähmungen mindestens 8 Wochen nach der Verletzung zu warten. Hat sich dann noch keine Neigung, kein Beginn einer Funktionswiederherstellung gezeigt, so kann man den Nerven freilegen. Man wird dann in der ganz überwiegenden Mehrzahl der Fälle finden, daß die Operation gerechtfertigt war, daß nach Lage des anatomischen Befundes eine spontane Wiederherstellung nicht zu erwarten war. Es gibt freilich einige Fälle, die sich noch viel später, $\frac{1}{2}$ Jahr und länger, nach der Verletzung spontan anfangen zurückzubilden, aber man kann diese Ausnahmefälle aus der Masse der übrigen nicht heraus erkennen, und wenn ein geschickter und sachkundiger Chirurg in diesem Falle den Nerven einmal unnötig freilegt, so ist das in der Tat kein Unglück. Diejenigen aber, die überhaupt operiert werden müssen, gewinnen Zeit, wenn sie leidlich früh operiert werden; und es scheint doch auch, daß gerade schnelle und vollständige Heilungen am häufigsten in den Fällen erzielt werden, wo recht früh operiert worden ist. Andererseits muß gesagt werden, daß es zu einer Nervenoperation anscheinend nie zu spät ist, und daß selbst Fälle, die erst mehrere Jahre nach der Verletzung genäht worden sind, schon völlig wieder hergestellt wurden. Längere Zeit als bei den distalen Nervenverletzungen wird man von vornherein bei den Plexusverletzungen warten. Sie stellen sich häufig verhältnismäßig spät spontan her, die Operation ist schwer, und falls ernstere Verletzungen vorliegen, von besonders zweifelhaftem Erfolge.

Das Gesagte gilt nun aber nur für diejenigen Fälle, in denen der Funktionsausfall ein totaler und eine spontane Neigung zur

Wiederherstellung nicht zu erkennen ist. In diesen Fällen ist die Operation am dringendsten. In denjenigen Fällen, in denen der Funktionsausfall nur ein teilweiser ist, sei es also, daß nur einzelne Muskeln, nicht das gesamte Gebiet des Nerven betroffen sind, werden wir viel länger abwarten. Diese Fälle stellen sich fast alle bis zu einem gewissen Grade wieder her. Man hat also abzuwarten, wie weit die Wiederherstellung spontan fortschreitet und darf sich erst, wenn ein Fortschritt der Restitution etwa 3 Monate lang nicht mehr zu erkennen gewesen ist, zur Operation entschließen.

Die Wiederherstellung der motorischen Funktion zeigt sich gewöhnlich zuerst in der aktiven Bewegung. Es ist sehr merkwürdig, daß die Wiederherstellung der faradischen Erregbarkeit der aktiven Funktion gewöhnlich beträchtlich nachhinkt, nur die galvanische Zuckung wird immer zugleich mit der Wiederherstellung regelrecht schnell. Wenn wir also eine Wiederherstellung der Nervenleitung durch ein Einsetzen aktiver Beweglichkeit sehen, darf das sonst so wichtige Fehlen der faradischen Erregbarkeit nicht in Betracht gezogen werden und nicht etwa ausschlaggebend für die Vornahme einer Operation sein. Eine Besserung der Sensibilität ist nicht ohne weiteres als eine Wiederherstellung zu deuten, sondern kann auch bei vollständiger Durchtrennung eines Nerven dadurch zustande kommen, daß die benachbarten Nerven in das unempfindliche Gebiet hineinwachsen; es kommt demnach wesentlich auf die Motilität an. Ob man sich auch bei einem anscheinend dauernden, teilweisen Ausfall überhaupt zu einer Operation entschließt, bedarf im einzelnen Falle der Erwägung. Man wird eine Operation überhaupt unterlassen, wenn der restliche Ausfall nur unbedeutend ist. So kann ein Mensch mit einer teilweisen Ulnarislähmung seine Hand doch zu fast allen nicht übermäßig feinen Verrichtungen gebrauchen, und es liegt gerade in diesen und ähnlichen Fällen auch die Gefahr vor, daß eine Operation den Nerven mehr schädigt, als er vorher geschädigt war. Ist der Ausfall freilich ein großer und wichtiger, so wird man auf die Operation auch dann dringen, wenn man mit Sicherheit annehmen darf, daß der Nerv nicht vollständig zerrissen ist, und wird gerade in diesen Fällen eine Reihe schöner Erfolge sehen.

Je länger wir nun im Laufe dieses Krieges die Nervenoperationen verfolgen können, um so mehr sehen wir auch die Erfolge; denn nach der Nervennaht braucht es fast immer sehr langer Zeit, bis sich die Funktion auch nur anfängt wiederherzustellen. Eine prima reunio nervorum gibt es nicht, auch keine Wiederherstellung nach 2 oder 3 Wochen. Die wenigen auch in diesem Kriege berichteten Fälle dieser Art beruhen aller Wahrscheinlichkeit nach auf Irrtümern der Diagnose[1]). Selbst im günstigsten Falle dauert es etwa 3 Monate, ehe auch nur der erste Beginn einer Restitution sich erkennen läßt. Meist dauert es länger, und auch nach 2 Jahren noch haben sich Erfolge gezeigt. Die schnellsten und besten Erfolge sieht man gewöhnlich am Radialis, alle übrigen Nerven brauchen erheblich längere Zeit und sind lange nicht so sicher und vollständig wieder herzustellen als gerade der Radialis. Immerhin sind die Erfolge der Nervennaht doch überall der Art, daß sie unter allen Umständen versucht werden muß.

Die Erfolge der Nervenlösung (Neurolyse) sind im allgemeinen schneller als die der Nervennaht. Ist der Nerv nur in leichte Narben eingebettet oder von ihnen zusammengeschnürt, so kann man eine erhebliche Erholung der Funktion manchmal schon nach wenigen Wochen beobachten. Häufig freilich dauert es auch länger, und manchmal bleibt auch hier der Erfolg aus, was allerdings in manchen Fällen auf die Mangelhaftigkeit der Operation zu beziehen ist. Gerade wenn der Nerv nicht durchschossen ist, sondern nur verletzt, in Narben eingebettet, neuromatös entartet, ist es oft sehr schwer zu beurteilen, was man vom Nerven erhalten kann und was nicht, oder ob es nicht besser ist, den Nerven ganz zu resezieren, eine Nervennaht zu machen. Es gehört viel chirurgischer Takt und viel Erfahrung dazu, um im Einzelfalle das Richtige zu treffen. Immerhin gehören die Neurolysen, von guter Hand ausgeführt, im allgemeinen zu den dankbaren Operationen. Daß die Wiederherstellung auch dann noch häufig keine vollkommene ist, daß vielmehr dauernde Ausfälle zurückbleiben können, liegt in der Natur der Sache.

Am ungünstigsten sind die Fälle, in welchen zwischen dem zentralen und dem peripheren Stumpf ein so großer Zwischenraum

---

[1]) In einem Falle anscheinend Naht eines Hautastes anstatt des Hauptstammes.

gefunden wird, daß sich eine Vereinigung End zu End nicht mehr herstellen läßt. Man hat zwischen die beiden Enden agargefüllte Arterien eingenäht, eine Methode, die sich als vollkommen unbrauchbar und nur schädlich erwiesen hat. Beim Tier hat sich als aussichtsreich gezeigt, ausgeschnittene Nervenstücke zwischen die beiden Enden aseptisch einzupflanzen. Die Erfolge dieser Methode beim Menschen sind noch nicht mit Sicherheit zu beurteilen. Die Erfolge der Pfropfung des peripheren Endes eines Nerven in einen anderen Nerven sind im allgemeinen mit großer Zurückhaltung zu beurteilen. Sicherlich in der Mehrzahl der Fälle bleibt ein Erfolg aus, und es wird nur der gepfropfte Nerv noch geschädigt.

Es ist wohl nicht zuviel gesagt, wenn man behauptet, daß in der Mehrzahl der Fälle durch die Nervenoperation den Verletzten ein mehr oder minder großer Vorteil geschafft werden kann; es ist daher unbedingt nötig, daß unter Beachtung einer vernünftigen Indikationsstellung diese Operation ausgeführt wird. Man hört nicht so ganz selten von Verletzten, daß Ärzte ihnen gesagt haben, entweder: die Lähmung würde auch ohne Operation wieder gut werden, oder aber: eine Operation würde doch keinen Zweck haben. Beides ist gleicherweise zu tadeln, denn niemand kann wissen, welche anatomischen Verhältnisse bei einer Nervenoperation sich vorfinden werden, oder ob eine Besserung spontan sicher ist, noch, ob sie ausgeschlossen ist. Man kann dem Verletzten nur sagen: vernünftigerweise muß nach Ablauf einer gewissen Zeit, wenn sich bis dahin eine spontane Besserung nicht geltend gemacht hat, operiert werden. Die Wahrscheinlichkeit spricht dafür, daß die Operation nützt, gewährleistet kann natürlich weder der Nutzen noch (wonach oft gefragt wird) die volle Wiederherstellung werden. Gewährleistet kann von einem guten Operateur nur die Unschädlichkeit der Operation werden, die noch dazu in den meisten Fällen ganz gut in lokaler Anästhesie ausgeführt werden kann.

Die Indikationsstellung zur Operation wird durch Nebenverletzungen im allgemeinen nicht beeinflußt; solche Nebenverletzungen betreffen, von den Verletzungen der Muskeln abgesehen, häufig die Knochen und die Gefäße. Von den Knochenverletzungen ist besonders die Oberarmfraktur mit Radialislähmung eine ganz typische, aber auch an anderen Stellen kommen sehr

häufig Nervenverletzungen neben und infolge von Knochenver-
letzungen vor, z. B. Hüftnervenverletzungen und Oberschenkelbruch,
Peroneuslähmung mit Fibulaverletzung usw. Die Operation kann
den Nerven häufig aus Kallusmassen befreien, sie kann auf den
Nerven drückende oder ihn spießende Knochensplitter entfernen.
Man wird daher, immer unter den schon früher angegebenen
Voraussetzungen, d. h. dem Mangel der Neigung zu spontaner
Wiederherstellung, auch hier nicht zu lange warten, immer aber
so lange, bis der Knochen wieder fest geworden ist. Aneurysmen
üben oft einen sehr starken Druck auf die Nerven aus, und ihre
Operation wirkt manchmal in kurzer Zeit sehr günstig auch auf
die Nervenfunktion.

Die manchmal sehr lange Heilungsdauer nach einer Nervennaht muß davon abhalten, vor Ablauf entsprechender Zeit, also
etwa eines Jahres nach der Operation den einmal genähten
Nerven noch einmal freizulegen. Es kommt ja vor, daß der
Nerv nach der ersten Operation wieder in Narben verwachsen
ist, oder daß sich große Neurome gebildet haben, und daß eine
zweite Nervenoperation nun nützt; aber man warte nach der
ersten doch eher zu lange als zu kurze Zeit ab Zur Entscheidung
dieser Frage ist besonders nötig, daß eine genaue Beschreibung
der ersten Operation in die Krankengeschichte aufgenommen
wird, und daß eine mangelhafte Operation die womöglich gar
nicht recht zu Ende geführt worden ist, oder die den Nerven
nicht gefunden hat, nicht verschleiert und dadurch dem späteren
Untersucher ein ganz falsches Bild suggeriert wird.

Wenn nun eine Nervenoperation vorgenommen ist, so besteht die Aufgabe, die Bedingungen ihres Erfolges auch
durch anderweitige Behandlung möglichst günstig zu
gestalten. Hierzu gehört vor allem die Verhinderung von
Kontrakturen. Es sei im voraus gesagt, daß diese nicht immer
möglich ist, auch bei sorgsamster Behandlung; aber man muß
alles tun, um sie nach Möglichkeit hintanzuhalten. Es kann
das nur geschehen durch sorgsame und häufige, mindestens jeden
zweiten Tag unter ärztlicher Aufsicht ausgeführte passive
Bewegungen der erfahrungsgemäß bedrohten Muskeln bzw. Gelenke. In einer Anzahl von Fällen wird man durch das Anlegen
entsprechend konstruierter Schienen der zu erwartenden oder
einsetzenden Kontraktur entgegen arbeiten können. Diese Schie-

nen sind alle so konstruiert, daß sie durch einen, wenn möglich elastisch zu gestaltenden Gegenzug in der Richtung des ausfallenden Muskels wirken. Es ist klar, daß dadurch die Neigung der Antagonisten, sich zu verkürzen, bekämpft wird.

Warme und heiße Bäder der betroffenen Teile sind geeignet, die Wirkung der passiven Bewegung zu unterstützen, gleichzeitige Massage der gefährdeten Glieder wirkt gut.

Von der viel geübten elektrischen Behandlung halte ich persönlich gar nichts; ich habe eine große Reihe von Fällen gesehen, die von sachverständiger Seite mit Elektrizität behandelt waren und die dennoch schwere Kontrakturen zeigten. Trotzdem möge man die elektrische Behandlung anwenden, weil sie sicher nicht schadet, aber doch immer nur in zweckvoller Weise. Es ist natürlich ganz unsinnig, Muskeln, die auf den faradischen Strom nicht mehr reagieren, mit dem faradischen Strom behandeln zu wollen, wie man es vielfach sieht. Will man degenerierte Muskeln zur Kontraktion bringen, so muß man den galvanischen Strom anwenden, und zwar braucht man sich dann nicht mehr an die für die Diagnose vorgeschriebenen Nervenreizpunkte zu halten, sondern man wird zweckmäßig mit einer Rollenelektrode über die gelähmte Muskulatur hin- und herfahren. Ob man die Anode oder Kathode für die Behandlung verwendet, ist gleichgültig, die Stärke des Stromes sei möglichst so, daß eine Muskelzuckung oder doch Bewegung in den bestrichenen Muskeln sichtbar wird.

Hat die Wiederherstellung der Funktion erst einmal begonnen, so wird man außer Massage, passiven Bewegungen, Elektrizität vor allem aktive Bewegungen üben lassen. Mit fortschreitender Besserung kann man oft sehr bald dem sich erholenden Muskel ganz erhebliche Kraftleistungen gegen Widerstand oder durch Bewegung schwerer Gewichte, Hanteln und dgl., abverlangen. Eine solche energische Übungstherapie übt nicht nur die gelähmt gewesene Muskulatur, sondern sie dient auch dazu, andere Muskeln als mehr oder weniger vollständigen Ersatz auszubilden. An vielen Körperstellen — nicht an allen — ist die Möglichkeit geboten, trotz Ausfalles selbst wichtiger Muskeln, durch Inanspruchnahme anderer Muskeln die alte Beweglichkeit und Kraft in hohem Maße wiederherzustellen; so ist schon eine ganze Reihe von Fällen beschrieben worden, in welchen, trotz bleibenden Ausfalls des Deltoideus, durch Eintreten des Trapezius, Supraspinatus und Pectoralis das Schultergelenk seine volle aktive Beweglichkeit wieder erhalten hat. Sind solche vollkommenen Fälle auch Ausnahmen, so ist doch eine erhebliche Förderung der aktiven Beweglichkeit durch Inanspruchnahme von Ersatzmuskeln sehr häufig möglich. Dazu gehört freilich eine unermüdliche Arbeit seitens des Arztes, nicht nur eine theoretische Belehrung des Kranken.

In den Fällen, in denen eine Wiederherstellung der Nervenleitung nicht mehr zu erwarten ist, entweder weil schon zu lange Zeit verflossen ist, oder weil die Operation einen unüberbrückbaren Defekt des Nerven ergeben hat, wird man sich die Frage vorlegen, inwieweit man durch Sehnentransplantation eine Besserung erzielen kann. Besonders für die Radialismuskulatur sind durch Verpflanzung eines Teils der Beugemuskulatur auf die Strecksehnen schon so ausgezeichnete Erfolge erzielt worden, daß der Ausfall von Motilität vollständig gedeckt wurde. Auch an der unteren Extremität leisten Sehnenverpflanzungen oft erhebliche Hilfe, und auch an der Schulter hat man sie versucht. Bei anderen Lähmungen, wie etwa am Medianus und Ulnaris, kann mit ihnen kaum etwas erzielt werden.

Es bleibt dann das Anlegen der in mannigfacher Form konstruierten Schienenapparate. Wie bereits erwähnt, beruhen sie alle auf dem Prinzip, durch einen möglichst elastischen Zug oder Druck die ausgefallenen Muskeln zu ersetzen, so daß eine Ruhestellung hergestellt wird, welche der Kontraktion der gelähmten Muskeln entspricht, und die intakten Antagonisten nun Beugungen aus dieser Ruhestellung heraus erzielen können. Am Fuß begnügt man sich gewöhnlich, z. B. bei Peroneuslähmung, einen nichtelastischen Zug anzubringen.

Die angegebenen Apparate können hier nicht im einzelnen besprochen werden, auch ist hier eine individuelle Auswahl notwendig. Für Fälle, in denen eigentliche Arbeitsleistungen der radialisgelähmten Hand nicht verlangt werden, sei auf die den meisten sehr angenehmen, ohne Verwendung von Metall hergestellten elastischen, handschuhartigen Schienen aufmerksam gemacht. Im allgemeinen sind einfache Konstruktionen überall zu erstreben, aber man soll in der Einfachheit nicht zu weit gehen; es ist ganz mit Recht darauf aufmerksam gemacht worden, daß die vielfach angegebenen einfachen Peroneusschienen zwar am Anfang gut zu wirken scheinen, daß sie aber oft zu einer dauernden Varusstellung des Kniegelenks führen, die die Funktion des Beines schwer beeinträchtigt. Es muß daher bei Peroneuslähmung ein Schienenhülsenverband oder dgl. konstruiert werden, der das Kniegelenk mit umfaßt.

Eine kurze besondere Erwähnung verlangt noch ein bisher noch gar nicht besprochenes Sympton der Nervenverletzungen, die Schmerzen. Im allgemeinen ist es ganz auffallend, wie selten wesentliche Schmerzen nach Nervenverletzungen längere Zeit bestehen bleiben. Die meisten Nervenverletzten klagen schon wenige Wochen nach der Verletzung gar nicht mehr über Schmerzen, oder die Schmerzen sind wenigstens nicht so heftig, daß sie eine besondere Hilfe verlangen. In einer kleinen Minderzahl ist das aber doch der Fall. Auch in diesen Fällen aber muß man zunächst mißtrauen, ob die Schmerzen wirklich allein die Folge einer Reizung des Nervenstammes durch die Verletzung und die Narbe sind, oder ob sie nicht psychogen und hypochondrisch sehr übertrieben sind. Einzelne dieser Leute warten förmlich auf die Schmerzen; jedes Geräusch, jede Aufregung löst einen Schmerzanfall aus. Diese Fälle müssen wenigstens zum Teil psychisch behandelt werden. In einer kleinen Anzahl von Fällen aber sind sehr heftige Schmerzen und Schmerzanfälle durch den Zug und Druck der Narbe allein bedingt, es sind das meist Fälle, in denen der Nerv nicht total durchschossen ist. Aber die totale Durchschießung schließt Schmerzen nicht aus, wie ja auch von den Nervenstümpfen nach Amputationen manchmal sehr heftige Schmerzen ausgehen können. Geringere Grade der Schußneuralgien hat man durch Injektionen von Kochsalz — oder anästhesierenden Lösungen um den Nerven bekämpft; heiße Bäder und auch eine sehr vorsichtige Massage mit passiver Bewegung und dadurch Dehnung des Nerven kann von Nutzen sein. In den schwersten Fällen muß man wegen der Schmerzen den Nerv freilegen, ihn von den Narben freimachen, unter Umständen auch resezieren. Beruhen die Schmerzen wirklich auf der organischen Veränderung des Nerven, so ist der günstige Einfluß der Operation meist ein unmittelbarer. In Ausnahmefällen nur haben sich im Anschluß an eitrige Prozesse ausgedehntere neuritische Veränderungen des Nerven entwickelt, auf welche auch eine Operation nur wenig Einfluß mehr hat.

Im allgemeinen werden heftige und nicht aufhörende Schmerzen wohl in einer Reihe von Fällen geeignet sein, die Anzeige zur operativen Freilegung des Nerven zu unterstützen (z. B. bei den schweren und oft verkannten Schmerzen in der Fußsohle bei Ischiadikusverletzungen); ehe man aber nur der Schmerzen wegen eine Operation macht, wird man doch erst lange abwarten und alle anderen Mittel der Behandlung erschöpfen.

Neben den Nervenlähmungen durch Schußverletzungen spielen die durch scharfe Waffen nur eine geringe Rolle. Bei ihnen und denen durch anderweitige scharfe Verletzungen (Glassplitter und ähnliches) ist die Anzeige zur operativen Freilegung des Nerven immer sofort gegeben.

Zu den traumatischen Nervenverletzungen im weiteren Sinne gehören auch die durch stumpfe Gewalt und durch Druck. Von ersteren seien die Plexuslähmungen durch Fall auf die Schultern mit oder ohne Verrenkung des Schultergelenks erwähnt, von letzteren sind die bekannten Schlaflähmungen, diese am häufigsten am Radialis, kein seltenes Vorkommnis. Eine gewisse Beziehung zum Kriege haben dann noch die Krückenlähmungen durch den Druck schlechter Krücken auf die der Achselhöhle naheliegenden Nerven. Eine kurze Erwähnung verdienen auch die Hirnnervenlähmungen nach stumpfen Schädelverletzungen, insbesondere nach Basisbruch. Endlich sei dann noch der ischämischen (Volkmannschen) Lähmung gedacht, die uns im Beginn des Krieges infolge zu langen Liegenlassens der Esmarchschen Binde öfter, später allerdings infolge zweckmäßiger Wundversorgung kaum mehr zu Gesicht gekommen ist. Sie ist nicht bedingt durch eine Affektion der Nerven allein, sondern insbesondere auch der Muskeln. Sie ist immer dadurch gekennzeichnet, daß die ganze Hand gelähmt ist, nicht nur einzelne Nervengebiete. Ihre Prognose ist meist eine sehr schlechte, die ischämische Degeneration entweder gar nicht oder nur in geringem Maße wieder rückbildungsfähig. Sie ist zu unterscheiden von denjenigen Lähmungen, welche durch Druck schlecht sitzender Verbände auf einzelne Nerven bedingt sind und welche niemals die ganze Hand betreffen. Überhaupt merke man sich als praktischen Grundsatz, daß bei den eigentlichen Nervenlähmungen, sei es aus welcher Ursache immer, totale Handlähmungen so gut wie niemals vorkommen, denn eine Verletzung wird niemals alle drei Nerven der Hand gleichzeitig treffen. Ist die Hand völlig gelähmt, so handelt es sich entweder um ischämische Lähmung, gewöhnlich freilich um eine hysterische. Anders am Fuß: eine Ischiadikusverletzung macht totale Fußlähmung.

Noch einmal sei hervorgehoben, daß im groben die Diagnose zwischen der organischen Lähmung durch Nervenverletzung oder durch Ischämie einerseits und der hysterischen Lähmung andererseits durch den faradischen Strom gewöhnlich mit Leichtigkeit gestellt werden kann.

Die Dienstfähigkeit bei peripheren Nervenverletzungen: Periphere Nervenlähmungen schränken die Dienstfähigkeit wesentlich ein. Von den Einzellähmungen der Nerven der oberen Extremität ist die Ulnarislähmung nach dieser Richtung als die relativ leichteste zu erachten. Es gibt Leute, die mit ausgesprochener Ulnarislähmung ziemlich schweren Arbeitsdienst und sogar Dienst in der Front tun, aber dazu gehört ein sehr guter Wille, man kann den Leuten diesen Dienst kaum aufzwingen. Mit Radialislähmung und erst recht mit Medianuslähmung ist ein Dienst in der Front oder schwerer Arbeitsdienst überhaupt nicht möglich. Handelt es sich nicht um totale Lähmungen, sondern nur um teilweise, so muß man von Fall zu Fall urteilen. Ist aber ein wesentlicher organischer Ausfall vorhanden, so wird man die Leute nicht zwingen wollen und können. Freiwillig läßt sich natürlich trotz mancher Lähmung eine ganze Menge leisten, und das gilt insbesondere für Chargierte und Offiziere. Eine ganze Menge von Offizieren ist trotz einer noch nicht geheilten Radialislähmung wieder in die Front gegangen.

Noch mehr als die Lähmungen der oberen behindern die der unteren Extremität den Dienst in der Front. Selbst bei leichteren Lähmungszuständen besteht hier gewöhnlich eine so große Ermüdbarkeit der verletzten Extremität, daß eine wesentliche Marschleistung oder etwa ein Dienst als Ordonanzoffizier hier nur in Ausnahmefällen geleistet werden kann. Soweit man also die Nervenverletzten überhaupt im Militärdienst behält, wird man den Mannschaften nur leichteren, ihrem Beruf angepaßten, Arbeitsdienst in der Etappe oder in der Heimat zumuten können.

Im Falle der Entlassung aus dem Militärdienst ist eine Kriegsdienstbeschädigung bei den Nervenverletzten natürlich ohne weiteres gegeben. Die Einschränkung der Erwerbsfähigkeit wird im Durchschnitt zu schätzen sein bei totaler Lähmung des

		rechts	links
N. radialis	auf	30—50 %	20—40 %
„ ulnaris	„	20—40 %	15—30 %
„ medianus	„	30—60 %	20—50 %
„ axillaris	„	40—50 %	30—40 %
„ ischiadicus	„	40—60 %	40—60 %
„ tibialis	„	30—40 %	30—40 %
„ peroneus	„	20—40 %	20—40 %

Der im Einzelfalle zu wählende Satz ist unter Berücksichtigung des Berufes zu treffen. Eine Radialislähmung der linken Hand bei einem Schriftsteller ist also anders zu bewerten als eine solche bei einem Kellner.

Eine **Verstümmelungszulage** wird bei Lähmungen einzelner Nerven am ehesten für den N. medianus in Frage kommen, weil diese Verletzung den Gebrauch der Hand in so hohem Maße einschränkt, daß man im Einzelfalle das Urteil vertreten kann, daß sie dem Verlust der Hand gleich zu setzen ist. Bei Radialis- und Ulnarislähmung wird eine Verstümmelungszulage nicht in Frage kommen, auch nicht bei isolierter Peroneuslähmung, wohl aber wird man sie bei totaler Ischiadikuslähmung vertreten können, weil der Fuß ja ganz unbeweglich geworden ist und nur noch die Dienste einer fast leblosen Prothese tut.

b) Die Verletzungen des Rückenmarks.

Das Rückenmark leitet die Sensibilität vom Hinterhorn, in welches die sensiblen Wurzeln einmünden, zum Gehirn, die Motilität vom Gehirn zum Vorderhorn, von welchem die motorischen Wurzeln ihren Ursprung nehmen. Die **totale quere Unterbrechung** des Rückenmarks hebt also in dem von der Unterbrechungsstelle abwärts versorgten Körperabschnitt jede willkürliche Bewegung und jede bewußte Empfindung auf, hiermit auch die geregelte Entleerung der Blase und des Mastdarms. Aus den in jedem Lehrbuch der Nervenkrankheiten enthaltenen Schemata[1] läßt sich in solchen Fällen, und zwar am leichtesten aus

---

[1] Zur Einzeichnung von Befunden käuflich sind die Schemata von Flatau, (Warschau), Berlin, Julius Springer und v. Seiffer Berlin. A. Hirschwald.

der Grenzlinie der Sensibilität, der Höhensitz der Rückenmarksverletzung klinisch bestimmen. Hier seien nur einige wichtigere
Grenzlinien erwähnt. Die Kinn-Ohr-Scheitellinie bezeichnet ungefähr
die Grenze zwischen Trigeminusversorgung und 1. Zervikalsegment.
Die radiale Seite des Armes und der Hand wird von den letzten
Zervikalwurzeln versorgt, während die Ulnarisseite bereits den
ersten Dorsalwurzeln gehört. Das unterste Ende des Brustbeines
liegt gewöhnlich in D. 7, der Nabel in D. 10, die Leistenbeugen
etwa entsprechen der Grenze von Dorsalmark und Lumbalmark;
die Genitalien und die Umgebung des Afters gehören dem Sakral-
mark. Für die praktische Folgerung ein Beispiel: Wir nehmen
an, die Grenzlinie zwischen erhaltener und verloren gegangener
Sensibilität befinde sich zwischen 6. und 7. Dorsalsegment, dann
ist die 7. Dorsalwurzel also geschädigt. Die 7. Dorsalwurzel
entspringt aus dem Rückenmark, wie aus verbreiteten Abbildungen
leicht ersichtlich, etwa gegenüber dem 4. Dorsalwirbeldornfortsatz.
Wollen wir also die Stelle der Rückenmarksverletzung treffen,
so würden wir an diesem Fortsatz einzugehen haben. Die Sache
wird nur wenig kompliziert dadurch, daß infolge der Über-
lagerung der einzelnen sensiblen Wurzeln bzw. Segmente, wenn
die Grenze der eben noch feststellbaren Empfindungsstörung
zwischen D. 6 und D. 7. verläuft, auch D. 6. noch als geschädigt
angenommen werden muß, so daß die oberste Verletzungsstelle
sich noch ein Segment höher befinden muß.

Der Theorie nach sollten unterhalb der Verletzungsstelle
die Reflexe erhalten sein, denn der Reflexapparat des Rückenmarks, das zentrale Grau, ist ja unterhalb der Verletzungsstelle
unversehrt. Tatsächlich aber sind in den Fällen totaler Quer-
lähmung fast immer die Sehnenreflexe, oft auch mit ihnen
die Hautreflexe erloschen. (Bastiansches Gesetz). Diese totale
Reflexlosigkeit zusammen mit der sensiblen und motorischen,
sowie der Blasen- und Mastdarmlähmung gibt diesen Fällen ihr
Gepräge.

Die nur teilweisen Durchtrennungen des Rückenmarks
kann man ganz entsprechend denen der peripheren Nerven
in mehr diffuse und mehr umschriebene teilen, denn auch im
Rückenmark verlaufen die motorischen von den sensiblen und
auch die einzelnen sensiblen Bahnen voneinander getrennt.
Die Erscheinungen werden im Einzelfall dadurch etwas kompliziert,

daß nicht jede Rückenmarkshälfte die motorischen und die sensiblen Bahnen ihrer Körperhälfte führt, sondern daß die sensiblen Bahnen z. T. selbst noch im Rückenmark kreuzen. Die Durchtrennung einer ganzen Rückenmarkshälfte macht eine Lähmung bzw. schwere Parese der gleichen Seite, auch eine Lagegefühlsstörung dieser Seite, aber eine Aufhebung der Temperatursinne und des Schmerzsinnes auf der gegenüberliegenden Seite von der Verletzungsstelle abwärts (Brown-Séquardscher Symptomenkomplex). Der Berührungssinn wird bei einseitigen Verletzungen nicht in grober Weise gestört, weil er über doppelseitige Bahnen verfügt. Natürlich können aber durch die verschiedene Begrenzung der Verletzung auch isolierte Motilitäts- oder Sensibilitätsstörungen einseitig und doppelseitig entstehen. Im Gegensatz zu den schlaffen Lähmungen bei totaler Querunterbrechung nehmen die Paresen bei Teilverletzungen immer sehr bald den Charakter der spastischen Lähmung an, d. h. die Muskeln befinden sich in einem Spannungszustand, der besonders beim Gehen in der Form des spastischen Ganges hervortritt; die Sehnenreflexe sind gesteigert, fast immer bis zum Fußklonus, und der Babinskische Reflex ist positiv. Die Blasen- und Mastdarmlähmung pflegt sich bei der nur teilweisen Quertrennung bis zu einem hohen Grade wieder zurückzubilden. Besonders hervorheben möchte ich, daß bei den umschriebenen Quertrennungen des Rückenmarks sich elektrische Veränderungen im Sinne einer Entartungsreaktion nicht zu finden brauchen, solche finden sich nur in dem Maße, als die Zellen des Vorderhorns, das sind die Ursprungszellen der motorischen Nervenfasern, zerstört sind. So finden wir häufig Entartungsreaktion in den kleinen Handmuskeln bei Quertrennung im Bereiche des Halsmarks, weil die Ursprungszellen der entsprechenden Nervenfasern im Zervikalmark zerstört sind, nicht aber finden wir Entartungsreaktion in den gelähmten unteren Extremitäten, weil deren Ursprungszellen erhalten und nur ihre Verbindung mit dem Gehirn durch die Durchtrennung der Rückenmarksstränge unterbrochen sind.

Für die sehr häufig zu machende Unterscheidung einer Paraplegie durch Rückenmarksverletzung und einer hysterischen ist maßgebend nicht die Untersuchung der elektrischen Erregbarkeit, sondern der Befund der Reflexe. Ist kein Babinski da, kein Fußklonus und sind die Sehnenreflexe überhaupt erhalten, so ist die Lähmung eine hysterische. Auch schon aus der Anamnese können wir meistens die Diagnose der hysterischen Lähmung fast mit Sicherheit stellen; wenn wir nämlich hören, daß Urin- und Stuhlentleerung ungestört sind, so ist das mit einer totalen Paraplegie infolge Rückenmarksverletzung unvereinbar.

Infanterie- oder Artilleriegeschosse können das Rückenmark selbst treffen und es zerreißen, indem sie dabei den Wirbelkanal durchsetzen oder auch im Wirbelkanal stecken bleiben. Oft ist es nicht das Geschoß allein, sondern Stücke und Splitter des zerstörten Wirbels, welche das Rückenmark zerquetschen und zu Blutungen in die Rückenmarkssubstanz (Hämatomyelie) und in die Rückenmarkshäute Veranlassung geben. Es hat sich aber gezeigt, daß schwerere Rückenmarksschädigungen durch die modernen Geschosse auch hervorgebracht werden können, ohne daß das Rückenmark überhaupt berührt und ohne daß der Duralsack eröffnet wird, ja in einzelnen Fällen, ohne daß auch nur der Wirbel verletzt wird. Auch das Platzen eines schweren Geschosses in unmittelbarer Nähe kann gelegentlich einmal zu einer organischen Rückenmarksschädigung führen. Die Autopsien solcher Fälle haben weiter gezeigt, daß es sich in diesen nicht immer um Blutungen in die Rückenmarkssubstanz handelt, wie man anzunehmen geneigt war, sondern daß es infolge der Erschütterung zu einfachen Nekrosen der Rückenmarkssubstanz kommt.

Diese indirekten Schädigungen des Rückenmarks können zwar auch zu totalen Schädigungen führen, aber sie liefern doch allem Anschein nach die Mehrzahl gerade der oben beschriebenen, nur teilweisen Schädigungen des Rückenmarks-Querschnitts.

Ich habe, wie bei Besprechung der Erkrankungen der peripheren Nerven, auch bei den Rückenmarksverletzungen die objektive Feststellung der Funktion vorausgestellt. Sie ist die Grundlage der Beurteilung und nicht die Verwundung, denn es gibt schwere Rückenmarksschädigungen genug ohne äußere Verletzung in der Nähe des Rückenmarks, und andererseits ist nicht jede Wirbelverletzung mit einer Rückenmarksverletzung verbunden.

Für den Verlauf und die Voraussage der Verletzungen des

Rückenmarks kann man im Groben zwei Gruppen unterscheiden: die erste der totalen Querunterbrechung, die zweite der nur teilweisen. Die anatomische Totalunterbrechung ist ja überhaupt nicht wieder rückbildungsfähig, denn eine Regeneration des Rückenmarks gibt es nicht, und die Berichte von erfolgreicher Naht des Rückenmarks sind Märchen. Wie beim peripheren Nerven läßt sich aus der unmittelbaren Wirkung einer Schußverletzung aber nicht mit absoluter Sicherheit der Umfang der Zerstörung bestimmen, vielmehr kann sich auch das Rückenmark bis zu einem hohen Grade erholen. Es ist aber Erfahrungstatsache, daß in denjenigen Fällen, wo die Zeichen einer totalen Schädigung auch nur einige Tage bestehen bleiben, zwar vielleicht noch im Laufe der Monate eine leichte Besserung eintreten kann, es bis zu einer praktisch nützlichen Funktion aber nie wieder kommt. Diese bedauernwerten Verletzten — mit völliger Aufhebung der Motilität und Sensibilität nach abwärts von der Stelle der Verletzung, zugleich mit Aufhebung der Blasen-Mastdarmfunktion — gehen nach Wochen, Monaten oder sogar Jahren an der auf die Dauer nicht vermeidbaren Infektion der Harnwege und ihrer Verbreitung, oft auch an einem Dekubitus zugrunde.

In den Fällen dagegen, wo man von vornherein eine nur teilweise Verletzung des Rückenmarks diagnostizieren kann, aus der Erhaltung von Resten der Sensibilität oder der Motilität, ist die Voraussage eine wesentlich günstigere. Vielleicht die Mehrzahl dieser nur teilweise Verletzten erholt sich bis zu einem Grade, daß wenigstens eine Fortbewegung später wieder möglich wird. Es versteht sich von selbst, daß, je leichter von vornherein die Verletzung ist, um so größer die Aussichten auf eine weitgehende Besserung sind. Als leichtesten Endzustand finden wir dann Fälle, welche nur bei genauem Suchen nach objektiven Zeichen die frühere Verletzung erkennen lassen. In anderen Fällen bleiben schwere Spasmen zurück, in anderen wieder ein mehr oder weniger ausgeprägter Brown-Séquardscher Symptomenkomplex (vgl. oben). Regel ist, daß in diesen Fällen, die überhaupt eine leidliche Wiederherstellung erfahren, die Blasen- und Mastdarmstörungen sich vollständig oder bis zu einem erträglichen Grade wieder zurückbilden.

Der Endzustand nach einer Rückenmarksverletzung wird

manchmal erst nach Jahren erreicht, indessen hat man gewöhnlich schon etwa drei Monate nach der Verletzung ein hinreichendes Urteil, was aus dem Fall noch werden kann.

Die leichtesten Erschütterungen des Rückenmarks können nach wenigen Minuten und Stunden wieder objektiv und subjektiv symptomenfrei sein. So geben Patienten mit Halsschüssen an, daß sie bei dem Schuß zusammengestürzt sind und einige Zeit die Beherrschung ihrer Glieder verloren, sie aber bald wieder erlangt hatten. Es sind dies leichtere Fälle, die man im engeren Sinne als Commotio spinalis bezeichnet hat, in den schwereren ist die Erschütterung nicht mehr rückbildungsfähig, sondern geht in Nekrose über.

Wir haben das Schicksal der Rückenmarksverletzung bisher so dargestellt, als wenn eine aktive Therapie eigentlich nicht in Betracht käme, und in der Tat sind die Erfolge der Operationen am Rückenmark recht gering. Nur in verhältnismäßig wenigen Fällen finden sich Splitter oder Geschosse so im Wirbelkanal steckend, daß sie einen Druck auf das Rückenmark ausüben, ohne doch zu gleicher Zeit den Querschnitt total zerstört zu haben, und dies sind die einzigen Fälle, in welchen die operative Therapie für die Funktion etwas nützen kann. In denjenigen Fällen, in welchen der Rückenmarksquerschnitt total zerstört, oder, wenn auch nicht zerrissen, so doch von vielfachen Blutungen und Nekrosen durchsetzt ist, hilft keine Operation mehr; diese Fälle sind aber infolge des geringen Umfangs und der zarten Beschaffenheit des Rückenmarksquerschnittes die überwiegende Mehrzahl.

Diejenigen Rückenmarksverletzungen, die von vornherein als nur teilweise zu erkennen sind, sind, wie wir schon bemerkt, zum großen Teil gar nicht durch direkte, sondern durch indirekte Verletzungen bedingt, und eine Operation kann weder Nekrosen beseitigen noch eine Hämatomyelie ändern, sondern eine Laminektomie nur zu einer weiteren Schädigung des Rückenmarks führen. Bei den partiellen Rückenmarksverletzungen hat die Operation fast immer so lange Zeit, bis der Verletzte wenigstens in ein Kriegslazarett oder auch in die Heimat verbracht ist und bis Schlüsse auf die spontane Rückbildungsfähigkeit und eine genaue röntgenologische Untersuchung möglich sind. Die totalen Querläsionen mag man früher oder später operieren, man wird ihnen

3*

wenigstens nicht schaden, wenn auch fast nie nützen. Den von
einigen Chirurgen vertretenen Standpunkt, die Rückenmarksverletzten möglichst alle und möglichst bald nach der Verletzung
zu operieren, ebenso wie die Schädelschüsse, halte ich nach wie
vor nicht für gerechtfertigt. Eine Ausnahme machen natürlich
diejenigen Fälle, bei denen die Verletzung so liegt, daß, wie
bei den Schädelschüssen, die Gefahr der Infektion die Indikation
zur Operation abgibt. Das ist im allgemeinen bei den Rücken-
markschüssen aber nicht der Fall, meistens vielmehr liegen Ein-
und Ausschuß vom Rückenmark und der Wirbelsäule weit entfernt.

So bleibt denn bei der Behandlung der Rückenmarksverletzten eine denkbar sorgfältige Pflege und insbesondere die
Vermeidung von Infektion der Blase und der Harnwege und
die Hintanhaltung eines Dekubitus die Hauptsache. Die totalen
Rückenmarksverletzungen kann man auch dadurch nicht retten,
aber die Teilverletzungen können durch gute Pflege und Dauer-
bäder einem erträglichen Schicksal zugeführt, durch Vernach-
lässigung schwer und dauernd geschädigt werden. Ist bei den
Teilverletzungen der Endzustand annähernd erreicht, so wird
man sich zu überlegen haben, ob durch Anlegung von orthopädischen Apparaten eine Besserung des Zustandes, insbesondere
des Ganges erzielt werden kann; bis dahin wird man durch
systematische Übungen, durch Massage und Bäder den Erholungs-
prozeß möglichst zu fördern suchen.

Eine besondere Gruppe bilden die bisher in der Besprechung
außer acht gelassenen Verletzungen des unteren Rücken-
marksendes und der Cauda equina. Das Rückenmark reicht
ja nur bis zum 1. Lendenwirbel, und auch bei den Verletzungen
des untersten Teiles des Rückenmarkskonus spielen die Quer-
schnittssymptone darum keine wesentliche Rolle mehr, weil
unterhalb der Verletzungsstelle ja kein Rückenmark mehr ist,
sondern die graue Substanz des Rückenmarks, der Ursprung der
Sakral- und Lumbalnerven bei Verletzungen selbst zerstört wird.
Das klinische Bild ist also ein sehr ähnliches wie bei der Verletzung peripherer Nerven, nur daß die Anordnung der Störung
sich nicht nach der Verteilung der peripheren Nerven, sondern
nach der Verteilung der Wurzeln bzw. der Rückenmarkssegmente
richtet. Bei ausgedehnteren Verletzungen in dieser Gegend haben
wir atrophisch degenerative Lähmungen der unteren Extremi-

täten, daneben Empfindungsstörungen, Blasen-- und Mastdarmlähmung, sowie Aufhebung der Geschlechtsfunktionen. Ist der
allerunterste Teil des Rückenmarks, der Konus, allein betroffen,
so brauchen nur geringe Störungen der Extremitäten da zu sein,
es sind dann nur einige Fußmuskeln gelähmt, die Achillessehnenreflexe fehlen; die Patellarreflexe gehen erst bei etwas höheren
Störungen verloren. Die Sensibilitätsstörungen sind bei den
tiefen Verletzungen in kennzeichnender Weise um die Genitalien,
den Damm und den After angeordnet (reithosenförmig). Zum
Unterschied von den hohen Rückenmarcksverletzungen sind die
Blasen- und Mastdarmstörungen dabei fast immer dauernd, besonders ist eine willkürlich geregelte Blasenentleerung in diesen
Fällen kaum zu erreichen, in den meisten muß ein Urinal gegeben werden, andere erreichen mit Hilfe der Bauchpresse
wenigstens eine unvollkommene Blasenentleerung. Auch die
Störung der Geschlechtsfunktion pflegt in diesen Fällen eine
dauernde zu sein, und so ist das Los dieser am untersten
Rückenmarksabschnitt Verletzten auch dann, wenn schwere
Lähmungen nicht hervortreten, auf die Dauer meist ein sehr
trauriges. Bei den Verletzungen der Kauda sind heftige, lange
und oft dauernd bestehen bleibende höchst quälende Schmerzen
in den Beinen sehr häufig. Operationen haben hier nur selten
zu Resultaten geführt, sind aber unter den gleichen Voraussetzungen wie bei den höheren Verletzungen angezeigt.

Außer den Schußverletzungen kommen natürlich alle
anderen Arten von Verletzungen des Rückenmarks vor,
besonders die durch Bruch oder Verrenkungen der Wirbel durch
Fall. Sie sind bekanntlich sehr ungünstig.

Die Diagnose der Wirbelverletzung als solcher wird
heutzutage natürlich am besten durch die Röntgenaufnahme gestellt, diese sollte wenn irgend möglich ausgeführt werden. Sie muß
freilich einwandfrei sein. Ist der Verdacht auf Wirbelverletzung
ein dringender, so darf man sich auch nicht mit der üblichen
Sagittalaufnahme begnügen, sondern muß eine seitliche, unter
Umständen auch eine schiefe Aufnahme der Wirbelsäule machen.
Wenn Rückenmarkssymptone fehlen, so spricht klinisch für eine
Wirbelverletzung ein ausgesprochener Stauchungsschmerz,
d. h. der spezifische Schmerz, der an der Verletzungsstelle dann
empfunden wird, wenn durch einen Schlag auf den Kopf oder

die Schulter, oder durch ein leichtes Emporspringen die Wirbelsäule zusammengestaucht wird. Immerhin kommt dieser Stauchungsschmerz aber auch nach einfachen Quetschungen der Wirbelsäule
vor. Sein Fehlen aber — er wird fast nie simuliert — spricht
mit sehr großer Wahrscheinlichkeit gegen eine Wirbelverletzung.

Die Behandlung der Wirbelverletzungen, die in Ruhigstellung und Entlastung der Wirbelsäule zu bestehen hat, fällt
nicht mehr in das Gebiet der Neurologie.

Die Dienstfähigkeit der Rückenmarksverletzten ist in
einigermaßen schweren Fällen, auch den teilweisen Verletzungen
dauernd aufgehoben. Auch die ganz leicht Verletzten, welche
nur eben angedeutete objektive Symptome zeigen, klagen doch
fast immer über leichte Ermüdbarkeit beim Gehen und dgl.,
so daß sie höchstens als a. v. für leichten Heimatdienst zu verwenden sind.

Kriegsdienstbeschädigung ist in den Fällen von Rückenmarksverletzung natürlich gegeben. Die Erwerbsfähigkeit ist meist
ziemlich stark eingeschränkt.

Eine Verstümmelungszulage ist bei schwerer Einschränkung
auch nur eines und erst recht beider Beine gerechtfertigt. Bei
denjenigen, welche infolge einer sehr geringen Beweglichkeit, meist
dann auch infolge von Blasen- und Mastdarmstörungen, dauernder
Pflege bedürfen, kommt noch eine Siechtumszulage hinzu.

c) Schädel- und Gehirnverletzungen.

Wir beginnen bei der Darstellung der Schädel- und Gehirnverletzungen mit der Beschreibung der Schädelverletzungen durch
stumpfe Gewalt. Sie kommen im Kriege durch Fall auf den
Kopf, Sturz aus großer Höhe, Herabfallen von Balken und dgl.,
bei Verschüttungen, Kolbenschlag und Huftritt oft genug vor.
Auch die Prellschüsse gehören noch hierher.

Die Schädelverletzungen durch stumpfe Gewalt zeigen die
Allgemeinerscheinungen der Verletzung in reinerer Form
als die Schußverletzungen. Die Schußverletzungen bringen dazu
zwei neue Momente, die offene Schädelwunde und die lokalisierte
Hirnverletzung, wenigstens spielt die letztere bei der Schädelverletzung durch stumpfe Gewalt nur eine geringe Rolle und
kommt nur in verhältnismäßig wenigen Fällen vor. Die Schußverletzung des Schädels ist somit das kompliziertere, zu dem All-

gemeinsymptom kommen die Lokalsymptome, aus diesem Grunde erscheint die gewählte Reihenfolge zweckmäßig.

Die leichteste Form der Allgemeinstörung nach einer Schädelverletzung stellt die Gehirnerschütterung, Commotio, dar. Sie besteht in einem gewöhnlich nur einige Sekunden dauernden Bewußtseinsverlust, dem ein Übelbefinden mit Neigung zu Erbrechen und Schwindel, besonders beim Aufrichten aus liegender Haltung, für einige Tage folgen kann. Schon die einfache Gehirnerschütterung zeigt manchmal, keineswegs immer, das Symptom der Amnesie. Der Verletzte kann sich an den Unfall, oft auch an Ereignisse Minuten oder Stunden vor dem Unfall nicht mehr erinnern. Auch die einfache Gehirnerschütterung braucht nicht so schnell und spurlos vorüberzugehen, wie es allerdings die Regel ist. Es schließen sich schon an die einfache Gehirnerschütterung vielmehr manchmal Zustände geistiger Verwirrtheit an, die in leichteren Fällen den Charakter von Dämmerzuständen haben und nach wenigen Stunden und Tagen wieder abklingen, die in anderen Fällen aber zu schwereren psychotischen Erscheinungen führen können. Aus einem Zustand deliranter Somnolenz, der sich unmittelbar an die Gehirnerschütterung anschließt, entwickelt sich der sogenannte amnestische Symptomenkomplex (Korsakowsche Psychose). Er ist gekennzeichnet durch eine Aufhebung der Merkfähigkeit für die jüngste Vergangenheit. Die Kranken können in typischen Fällen zwar über ihre früheren Schicksale Auskunft geben, sie wissen aber nicht, wo sie sich augenblicklich befinden, sie sind über ihre Umgebung desorientiert und sie neigen dazu, diese Defekte durch Konfabulationen auszufüllen, sind auch suggestivem Einreden sehr zugänglich. In leichteren Fällen dauern diese Zustände mehrere Tage, in anderen auch Wochen. Sie sind nicht häufig; aber doch ist es wichtig sie zu kennen, damit solche Leute nicht als Geisteskranke aus endogener Ursache, als tobsüchtig oder manisch verkannt werden, wie das häufig geschieht.

Von solchen Kommotionspsychosen bleibt am längsten oft eine große Gereiztheit, Unlust und Verärgerung, manchmal auch eine auffällige unangemessene humoristische Stimmung zurück, ein Zustand, der dann allmählich in das so außerordentlich häufige Bild der Kommotionsneurose übergeht. Deren immer wiederkehrende Symptome sind Kopfschmerzen, Schwindelanfälle, Gedächtnisstörungen, Reizbarkeit und Ermüdbarkeit. Diese Symptome sind ja auch diejenigen, welche uns, ohne daß irgendein schwererer Zustand vorausgegangen ist, nach einer Gehirnerschütterung oder beliebiger Schädelverletzung am häufigsten immer wieder von den Kranken angegeben werden. Sie setzen der Beurteilung ganz besonders große Schwierigkeiten entgegen, denn wenn wir früher auf die objektive Unterscheidung organischer und nicht organischer Symptome so großen Wert legten, so versagen zwar unsere objektiven diagnostischen Mittel, insbesondere die Prüfung der Reflexe bei diesen neurotischen Erscheinungen nach Kopfverletzungen; und doch müssen wir aus vielerlei Gründen überzeugt sein, daß ihnen kleinste, aber eben wegen ihrer Kleinheit durch die üblichen Methoden nicht feststellbare organische Veränderungen, vielleicht nekrotische Herdchen zugrunde liegen. Wir sind somit manchmal nicht in der Lage, diese Fälle von den andern objektiv zu unterscheiden, welche als reine Neurasthenie, Hypochondrie oder Hysterie aufzufassen sind. Wer hier einmal ein objektives Unterscheidungsmittel fände, würde sich ein großes Verdienst erwerben, aber bisher hat sich keine der angegebenen Methoden irgendwie bewährt. Nach längerer Beobachtung im Lazarett kann man wohl in den meisten Fällen zu einem Wahrscheinlichkeitsurteil kommen, aber, um den organisch zu erklärenden Fällen nicht unrecht zu thun, bleibt uns nichts übrig, als, im Gefühl unserer diagnostischen Schwäche, Leute, die eine Schädelverletzung erlitten haben, vorsichtig zu beurteilen und ihnen nicht allzuviel zuzumuten, auch wenn wir Sicheres bei ihnen nicht nachweisen können; zur Regel mache man sich aber, eine möglichst genaue Anamnese über den Vorfall des angeblichen Schädeltraumas zu erheben, erstens die Kranken selber genau nach den Umständen des Vorfalles und seinen Folgen auszufragen — Situation beim Vorfall, Dauer der Bewußtlosigkeit, ob Erbrechen hinterher — und zweitens objektive Angaben seitens des Truppenteiles über die Richtigkeit der Angaben zu beschaffen. Allzuoft erweist sich, daß der angebliche Vorfall entweder erdichtet ist oder sich ganz anders abgespielt hat, oder daß zwar ein unbedeutendes Schädeltrauma, aber nicht einmal eine Gehirnerschütterung stattgefunden hat, ohne Gehirnerschütterung aber auch keine Erschütterungsneurose in dem eigentlichen, oben bezeichneten Sinne.

Können alle diese Zustände schon nach einer reinen Gehirnerschütterung folgen, so versteht es sich von selbst, daß sie auch nach den schwereren Schädelverletzungen auftreten können.

Die Grenze zwischen der reinen Gehirnerschütterung und der sogenannten Gehirnquetschung ist auch klinisch gar keine scharfe. Man nimmt eine Gehirnquetschung an, wenn die Bewußtlosigkeit nach dem Schädeltrauma längere Zeit dauert, schwerer ist, sich langsamer zurückbildet, aber zu erweisen sind solche Quetschungen entweder nur dann, wenn sich Lokalsymptome nachweisen lassen, oder wenn sich bei einer Lumbalpunktion Blut im Liquor findet, oder endlich, wenn die Zeichen eines Schädelgrundbruchs zu erheben sind. Die Frage, ob ein Schädelbruch vorliegt oder nicht, beherrscht in solchen Fällen das diagnostische Interesse. Sichere Zeichen eines Schädelbruchs sind Ausfluß von Blut, Liquor oder Gehirnmasse aus Mund oder Ohren, wie er sich in etwa $^3/_4$ aller Fälle findet. Sichere Zeichen eines Schädelbruches sind ferner Hirnnervenverletzungen, von denen Facialis, Okulomotorius, Abducens und besonders der Akustikus betroffen werden können. Die schwere Bewußtseinsstörung nach einem Schädeltrauma deutet zwar auf einen Schädelbruch, kann aber auch trotz Schädelbruchs fehlen und sich nur in Form einer anscheinenden Gehirnerschütterung zeigen. Die schwereren Verletzungen des Schädels können von Blutungen in das Gehirn oder in die Gehirnhäute gefolgt sein, auch diese meist zusammen mit einem Schädelbruch, aber auch ohne einen solchen vorkommend.

Veranlassung zu chirurgischem Eingriff ist allerdings auch in diesen schwereren Fällen fast nie gegeben, insbesondere spielt die im Frieden so berühmte Verletzung der Meningea media, mit dem bekannten freien Intervall zwischen Verletzung und Einsetzen der Hirndruckerscheinung im Kriege anscheinend keine Rolle. Etwaige Blutungen oder Quetschherde innerhalb des Gehirns in der Richtung der einwirkenden Gewalt (durch Coup und Contrecoup) sind durch Operationen nicht zu beeinflussen, und kleinere submeningeale Blutungen pflegen sich spontan zu resorbieren. Immerhin gibt es seltene Fälle, in denen man in fortdauernden Druckerscheinungen die Anzeige zur Trepanation finden kann und in denen die Beseitigung umfangreicher Blutextravasate eine schnelle Besserung des Zustandes herbeiführt.

In Kürze ganz bestimmte Indikationen für die Trepanation in solchen Fällen aufzustellen, ist nicht möglich.

Eine eigentliche aktive Therapie für die anderen Fälle aber gibt es nicht. Den Schädelbrüchen gebe man genügend lange Zeit Bettruhe und dann suche man sie, die leichteren Fälle von Gehirnerschütterung aber schon nach kürzerer Zeit, wieder zur Arbeit und zum Dienst heranzuziehen. Selbst in den Fällen, in denen die Erscheinungen einer wirklichen Kommotionsneurose vorhanden sind, stellen sich häufig ungerechtfertigte hysterische Beschwerden ein, die durch allzu lange Schonung nur gesteigert werden. Kräftige Menschen sind sehr wohl imstande, auch die Folgen eines Schädelbruchs in kurzer Zeit zu überwinden: man denke an die Jockeis und Rennreiter, die den Schädel oft mehrere Male gebrochen, Dutzende von Gehirnerschütterungen erlitten haben, und nichts von diesen Unfällen zurückbehalten, weil sie ihren Beruf weiter ausüben müssen und ausüben wollen.

Im Gegensatz zu diesen bisher behandelten Schädeltraumen durch stumpfe Gewalt bedürfen die mit äußerer Verletzung einhergehenden einer möglichst bald einsetzenden, aufmerksamen Behandlung. Das gilt in erster Linie natürlich — die Verletzung mit scharfer Waffe spielen ja nur eine sehr geringe Rolle — für die Schußverletzungen des Gehirns.

Wir unterscheiden unter ihnen die Tangentialschüsse (Rinnenschüsse), Segmentalschüsse und Diametralschüsse (Durchschüsse), endlich die Steckschüsse.

Soweit die Schädelverletzten ihrer Verwundung nicht sogleich erliegen, ist die Indikation ihrer Behandlung zunächst von rein chirurgischen Gesichtspunkten geleitet und darauf gerichtet, eine Infektion des Gehirns und der Hirnhäute nach Möglichkeit hintanzuhalten, denn hiervon hängt die Erhaltung des Lebens ab. Die genaueste Wundrevision ist selbst bei anscheinend reinen Weichteilverletzungen notwendig. Darüber, daß die Rinnenschüsse sobald als möglich nach der Verletzung operiert, die Knochenverletzung verfolgt, Splitter entfernt werden müssen besteht Übereinstimmung. Bei ihnen ist sowohl die Gefahr der Infektion wie auch die Zerstörung des Gehirns durch die indirekte Geschoßwirkung, welche die Knochensplitter oft tief in das Gehirn hineinführt, am größten. Die Durchschüsse mit kleinen Ein- und Ausschüssen werden schonender behandelt; wieweit die

Operation fortgesetzt werden muß, bleibt dem chirurgischen Urteil überlassen, ebenso die neuerdings aufgeworfene Frage, ob es zweckmäßig wäre, wenigstens in einer Anzahl von Fällen die Schädelwunde primär zu decken und zu schließen. So viel ist aber sicher, daß durch die Einführung einer weitgehenden aktiven chirurgischen Behandlung die Lebensaussichten der Schädelverletzten außerordentlich gebessert worden sind, und um so mehr, je früher nach der Verletzung diese chirurgische Behandlung stattfindet. Freilich sind die Verletzungen häufig solcher Art, und so umfangreich, daß die Infektion gar nicht vermieden werden kann; auch bei bester Wundversorgung ist man nie sicher, daß nicht kürzere oder längere Zeit nach der Verletzung sich eine Infektion geltend machen wird.

Die Infektionen der Schädel- und Gehirnwunden äußern sich in zweierlei Form: als Meningitis und als Hirnabszeß.

Die Meningitis als primäre Infektion der Hirnhäute zeigt sich gewöhnlich schon in den ersten Tagen nach der Verletzung. Die sog. Spät-Meningitis, die noch Monate nach der Verletzung auch bei anscheinend tadellos verheilter Wunde zum Ausbruch kommen kann, ist selten. Im Gegensatz dazu tritt der eigentliche Hirnabszeß meist erst mit einer Latenz von Wochen bis Monaten in die Erscheinung, und selbst mehr als ein Jahr nach der Verletzung sind auch in diesem Kriege schon Hirnabszesse beobachtet worden. Deswegen muß man bei früher Schädelverletzten immer auf der Hut sein, auch dann, wenn die äußere Wunde anscheinend ganz einwandfrei ist, mehr noch natürlich, wenn es sich um immer wieder aufbrechende oder fistelnde Schädelwunden handelt. In diesen letzteren Fällen freilich wird man am besten schon aus rein chirurgischer Indikation die Wunde freilegen und entsprechend behandeln. Der Hirnabszeß ist eine besonders heimtückische Erkrankung, weil er sich lange vorbereitet, ohne überhaupt, oder ohne wesentliche Symptome zu machen, und weil, wenn sie erst einmal überhaupt erkennbar ist, nicht mehr viel Zeit zu langem Überlegen und Abwarten, sondern ein schneller Entschluß vonnöten ist. Denn der Hirnabszeß macht oft, nachdem er unbemerkt gewachsen ist, die ersten Symptome erst dann, wenn er schon nahe dem Durchbruch in die Meningen oder die Ventrikel ist und diesen verhängnisvollen Ausgang zu verhindern, nur noch einer schnellen Operation gelingen kann. Besonders wichtig zu

wissen ist die Tatsache, daß der Hirnabszeß nur in einer **Minderzahl** von Fällen mit **Fieber** einhergeht, meist ist das **Einsetzen** von **Fieber** schon der Beginn der Meningitis. Man darf
auf Fieber mit der Operation also ebensowenig warten, wie auf
eine Stauungspapille[1]), die gleichfalls in der Mehrzahl der Fälle
fehlt. Die positiven Symptome des Hirnabszesses brauchen nur
in **Benommenheit** und schweren **Kopfschmerzen** zu bestehen, besonders dann, wenn sich der Abszeß in „stummen" Gehirnteilen, wie besonders im Stirnhirn befindet. Treten **Lokalsymptome** hervor, so ist die **Diagnose** natürlich noch sicherer,
aber solche Lokalsymptome, wie etwa eine einseitige Lähmung, können schon durch die Schußverletzung selbst herbeigeführt gewesen
sein, so daß die Diagnose Abszeß sich dann darauf nicht mehr
gründen kann. Es besteht daher die Anzeige, wenn bei einem
Schädelverletzten, sei es bei offener, sei es bei geschlossener
Wunde, meist ziemlich schnell oder auch ganz plötzlich schwere
Hirnstörungen, insbesondere Kopfschmerzen, Erbrechen und Benommenheit auftreten — mit und ohne Fieber —, die Wunde
freizulegen und nach einem Hirnabszeß zu suchen. Im allgemeinen wird man vor der Operation noch eine Lumbalpunktion
machen, dabei muß man aber wissen, daß bei dem reinen Hirnabszeß der Liquor klar ist, dieser Befund also von der Operation
nicht abhalten darf. Ebenso darf aber auch der Befund einer
Trübung der Zerebrospinalflüssigkeit nicht von der Operation an
der Stelle der Verletzung zurückschrecken. Es gelingt manchmal
auch dann noch durch die Entleerung eines im Durchbruch be-
griffenen Abszesses die Heilung herbeizuführen. Die Stelle des
Eingriffs bei den traumatischen Abszessen ist bei sichtbarer
Wunde niemals zweifelhaft, der Abszeß liegt immer unter der
Wunde. Nur in den sehr seltenen Fällen, wo bei ganz kleinen
und ohne Spur verheilten Wunden Abszesse entstehen, wird man
einer eigentlich klinischen Lokalisationsdiagnose bedürfen, falls
nicht schon die Röntgendurchleuchtung einen kleinen Granat-
splitter innerhalb des Schädels ergibt. Schwierigkeiten können

---

[1]) Die Stauungspapille oder wenigstens eine Neuritis optica kann bei
Gehirnverletzungen andererseits auch dann vorhanden sein, wenn eine infektiöse Komplikation fehlt. Sie ist also in doppelter Richtung kein ganz
zuverlässiges Symptom. Im Zweifelsfalle ist sie aber trotzdem immer entscheidend für die Vornahme eines Eingriffs.

dann in bezug auf die Lokalisation nur in den Fällen entstehen, in denen beide Gehirnhälften verletzt sind, hier wird im allgemeinen die größere Schmerzhaftigkeit der einen Schädelseite — ein sonst im übrigen keineswegs zuverlässiges Symptom — den Ausschlag geben, aber manchmal müssen, wenn man den Abszeß auf der einen Seite nicht findet, beide Schädelseiten eröffnet werden. Bei der mangelnden Eindeutigkeit der Abszeßsymptome ist es nicht zu vermeiden, daß man, wenn auch nur selten die Anzeige zum operativen Eingriff stellen muß, und daß sich dann bei der Operation doch kein Abszeß findet. Es werden das Fälle von leichteren meningitischen Prozessen, besonders auch in Form der noch zu erwähnenden „serösen Meningitis" sein.

Einen Schaden kann die Operation aber auch hier kaum stiften. Sie ist ja eine sehr einfache, meist in Lokalanästhesie durchzuführen und bringt auch bei den differentialdiagnostisch in Frage kommenden Prozessen, wie gerade bei der »serösen Meningitis« erheblichen Nutzen. Eine gewisse ernste Gefahr besteht nur darin, die so häufigen allgemeinen neurotischen Symptome nach Kopfverletzungen, die sich ja auch manchmal zeitweise verstärken, aber nie zu einem operativen Eingriff Veranlassung geben dürfen, für Symptome eines Hirnabszesses zu halten.

Daß trotz frühzeitiger und sachgemäßer Operation nicht alle Hirnabscesse zur Heilung gebracht werden, sondern daß ein Teil auch der operierten noch zu Grunde geht, ist bekannt, trotzdem aber bleibt die Operation die einzige Möglichkeit einer Heilung. Die andere infektiöse Komplikation ist die Meningitis, sei es nun, daß sie primär hervorgerufen, sei es, daß sie nach dem Durchbruch eines Abscesses sekundär eingetreten ist.

Die Symptome der eitrigen Meningitis sind wohl von allen, die Schädelverletzte gesehen haben, schon so oft beobachtet worden, daß es kaum mehr nötig ist, das hohe Fieber, die hochgradige Nackensteifigkeit, die große Empfindlichkeit des ganzen Körpers, die heftigen Kopfschmerzen, die Benommenheit ausführlich zu beschreiben. Immer findet man im Beginn der Erkrankung das »Kernigsche Symptom«, die Schmerzhaftigkeit der Beugung des im Kniegelenk gestreckten Beines gegen den Rumpf, welche durch die Dehnung der entzündeten Ischiadicuswurzeln zustandekommt. Selbst benommene Meningitiskranke pflegen bei dieser Prüfung noch schmerzhaft das Gesicht zu verziehen. Die Entscheidung, ob eine Meningitis vorliegt, kann in jedem zweifelhaften Falle durch die Lumbalpunktion gegeben werden. Man beachte dabei, daß der normale Liquor völlig wasserklar, daß schon eine geringe Trübung durchaus krankhaft ist. Das Sediment zeigt, auch im ersten Beginn der eitrigen Meningitis, immer massenhaft Leukozyten.

Die eitrige Meningitis ist ein sehr ungünstiges Leiden, aber immerhin gibt es auch hier noch einige Möglichkeiten der Heilung. Zwar ist in den Fällen die Prognose absolut ungünstig, und man wird sich zu einem besonderen Eingriff nicht entschließen, wenn bei offener und also ergebnislos behandelter Schädelwunde die Meningitis ausbricht, ebenso halte ich jeden Eingriff für unnötig, wenn im Lumbalpunktat Streptokokken nachzuweisen sind, dann ist die Erkrankung als unbedingt tödlich anzusehen. Dagegen können Meningitiden mit vereinzelten Staphylokokken, Diplokokken und Stäbchen zur Heilung kommen. Auch gibt es Fälle selbst mit sehr trüber Zerebrospinalflüssigkeit, in denen in der Lumbalflüssigkeit ein bakteriologischer Befund überhaupt nicht zu erheben ist, ein Zeichen, daß der lokale infektiöse Prozeß am Schädel noch lokalisiert ist. Hier müssen die ersten Anzeichen der Meningitis noch einmal zu einer Freilegung der Verletzungsstelle des Schädels führen. Kommen auch diese Fälle manchmal spontan zur Heilung, so läßt sich doch die Unterlassung einer Operation auch schon wegen der Möglichkeit eines Hirnabszesses nicht rechtfertigen.

Die allerleichtesten Infektionen — oft sind es auch nur Intoxikationen oder einfache Reizzustände der Meningen — scheinen in Form der serösen Meningitis zu verlaufen. Subjektiv bestehen Kopfschmerzen, ein Gefühl von Benommenheit, schwere Appetitlosigkeit, objektiv ein wenig Nackensteifigkeit, wohl auch eine Andeutung des Kernigschen Phänomens. Die Lumbalpunktion ergibt eine klare Flüssigkeit, deren Druck aber erhöht sein kann, und die bei Sedimentierung einen deutlich erhöhten Zellgehalt und zwar wesentlich Lymphozyten aufweist. Zu gleicher Zeit können an der Verletzungsstelle stärkere Beschwerden bestehen, nicht selten als Ausdruck einer zirkumskripten, mit einer lokalen zystenartigen Ansammlung von Liquor verbundenen, Reizung der Meningen. Die schwereren Fälle dieser Art sind diejenigen, welche, wie bereits erwähnt, zu großen diagnostischen Schwierigkeiten gegenüber dem Hirnabszeß führen können, besonders darum, weil sie fast alle fieberlos verlaufen. Es war bereits bemerkt, daß die Operation auch bei der serösen Meningitis durch die Druckentlastung von sehr gutem Einfluß sein kann. Falls man glaubt, einen Abszeß ausschließen zu können, wird man bei seröser Meningitis noch mit der Operation recht lange warten und es zunächst einmal mit Ruhe und mit wiederholter Lumbalpunktion versuchen.

Mit der Frage der Bekämpfung der Infektion steht die der **Entfernung von Geschoßteilen** in Zusammenhang; man ist im Laufe des Krieges nach dieser Richtung weniger zurückhaltend geworden, als man es im Frieden war. In der Tat erscheint es zweckmäßig, Geschoßsplitter oder steckengebliebene Geschosse, wenn sie erreichbar sind, zu entfernen, sie bilden nicht nur für lange Zeit eine Infektionsgefahr trotz scheinbar aseptischen Zustandes, sondern auch eine Quelle mannigfacher Reizzustände. Wenn sich auf dem Röntgenbild freilich eine ganze Anzahl kleiner Splitter ergeben oder der Fremdkörper in gar zu großer Tiefe sitzt, wird man von einem Eingriff absehen müssen. Die Lage etwaiger Fremdkörper ist ja gerade im Schädel durch das Röntgenverfahren mit großer Sicherheit zu bestimmen, und es dürfte an dieser Stelle die dringende Mahnung Platz finden, von jedem **Schädelverletzten eine Röntgenaufnahme zu machen.** Die Fälle sind gar nicht so selten, in denen der Verletzte selbst von dem Eindringen eines Geschosses in den Schädel nichts weiß, noch häufiger die Fälle, in denen die ganz kleine Wunde längst so vollkommen vernarbt ist, daß der Untersucher überhaupt an eine ernste Schädelverletzung nicht glauben möchte, bis das Röntgenbild die Anwesenheit eines Splitters im Schädel ergibt und damit die Beurteilung des Zustandes gründlich ändert.

Die **Allgemeinerscheinungen** der Schußverletzungen sind die gleichen, wie sie bei den Verletzungen durch stumpfe Gewalt beschrieben worden sind, meist sind sie von sehr großer Schwere, nur selten ganz auffällig leicht, aber es gibt Fälle, in denen selbst Durchschüsse des Gehirns nicht einmal eine kurze Bewußtlosigkeit machen.

Zum Verständnis der **Lokalsymptome** ist eine kurze Darstellung der allerwichtigsten Tatsachen über die Lokalisation im Gehirn notwendig. Auf der Rinde des Großhirns ist eine Anzahl von Feldern zu unterscheiden, welche den einzelnen Funktionen dienen. Die motorische Region befindet sich vor der Zentralfurche, durch diese von der sensiblen Region, die sich hinter der Zentralfurche ausdehnt, getrennt. Die motorische Region beschränkt sich im wesentlichen auf die vordere Zentralwindung und umfaßt nach vorn nur noch die hinteren Teile des Stirnlappens, den Fuß der 2. und 3. Stirnwindung. Die motorische und die sensible Region versorgen die gegenüberliegende Körperseite. Innerhalb der motorischen Region findet sich eine Lokalisation derart, daß die untere Extremität nach der Medianlinie zu lokalisiert ist, das mittlere Gebiet der vorderen Zentralwindung der oberen Extremität gehört, während der untere Teil dem Kopf und insbesondere der Gesichtsmuskulatur zugeteilt ist. Der Fuß der 2. Zentralwindung beherrscht die Augenbewegungen (konjugierte Deviation immer nur vorübergehendes Symptom). Die Funktion der vorderen Teile des Stirnlappens ist noch immer nicht exakt bekannt; die Vermutung gewinnt an Wahrscheinlichkeit, daß sie in psychischen Leistungen besteht, aber für die klinisch körperliche Untersuchung gehört der Stirnlappen immer noch zu den sogenannten „stummen“ Gehirnteilen. Vom Fuß der 3. Zentralwindung nach hinten über die Insel hinweg bis in den Schläfenlappen erstreckt sich das „Sprachfeld“, das bekanntlich nicht doppelseitig, sondern nur einseitig angelegt ist, beim Rechtshänder links, beim Linkshänder rechts. Der Schläfenlappen dient außer der Sprache noch dem Hören, aber umgekehrt wie bei der Sprache ist die Vertretung jedes Ohres eine doppelseitige, so daß einseitige reine Schläfenlappenverletzungen keine Hörstörungen machen; deswegen ist der rechte Schläfenlappen wieder ein stummer Gehirnteil, während der linke in der Sprache eine klinisch prüfbare Funktion besitzt. Die sensible Region erstreckt sich von der Zentralfurche aus weit nach hinten über die hintere Zentralwindung und den Scheitellappen. Das Sehfeld befindet sich am hinteren Okzipitalpol und hier insbesondere an der Medianfläche des Gehirns um die Fissura calcarina. Jeder Sehregion sind zwei homonyme Netzhauthälften zugeteilt. Das Lesen ist wie die Sprache nur einseitig vertreten, und zwar beim Rechtshänder links in der Gegend des Gyrus angularis.

Für die Orientierung über die Lage der Gehirnwindungen

im Schädel ist immer die Bestimmung der Zentralfurche die Grundlage, sie läßt sich mittels der bekannten Krönleinschen Kon-
struktion bestimmen.

Von der Hirnoberfläche der Rinde aus konvergieren um
alle Bahnen Leitungsbahnen nach der Gegend des Hirnschenkel-
fußes und des Mittelhirns zu. Die Bahnen im einzelnen hier zu
beschreiben ist überflüssig, es ist aber auch ohne dies klar, daß,
je tiefer eine Verletzung reicht, je näher sie also der Gegend
des Zwischenhirns und des Hirnstammes liegt, um so kompakter
und ausgedehnter bei gleichem Umfang die entstehenden Funktionsausfälle werden müssen.

Über die Art dieser Funktionsausfälle ist noch einiges
zu sagen. Schwere Verletzungen der motorischen Region, also
der Gegend vor der Zentralfurche, ebenso aber auch Verletzungen
der motorischen Strahlung in der inneren Kapsel oder im Hirn-
schenkelfuß, machen eine Hemiplegie, genau wie wir sie bei
alten Leuten auf arteriosklerotischer Grundlage entstehen sehen.
Die Hemiplegie, zuerst schlaff, nimmt sehr bald den bekannten
spastischen Charakter an, die Sehnenreflexe brauchen im Beginn
nicht gesteigert zu sein, sondern werden es erst später, aber der Fußsohlenreflex ist sofort in Extension gewandelt (positiver Babins-
kischer Reflex). Je näher die Verletzung der Rinde sitzt, um
so mehr (am meisten bei den oberflächlichen Rindenverletzungen
selbst) liegt die Möglichkeit vor, daß nur einzelne Teile der
motorischen Region durch die Verletzung geschädigt werden und
es also nicht zu einer vollen Hemiplegie, sondern zu einer sogenannten Monoplegie kommt. Es ist aber Regel, daß geringe
Störungen selbst bei den anscheinenden Monoplegien auch in
anderen Teilen der betroffenen Körperseite sich finden, und
so wird man selten eine Monoplegie des Armes sehen, ohne
daß sich gewisse Störungen seitens der Reflexe auch im Beine
geltend machen. Durch Verletzung beider Seiten des Gehirns
entstehen naturgemäß doppelseitige Störungen, insbesondere gar
nicht selten durch Verletzungen an beiden Seiten der Mittellinie,
spastische Paraparesen beider Beine, weil die motorische Region
der Beine beiderseits dicht der Medianebene anliegt.

Die sensiblen cerebralen Störungen sind meist an den
distalen Enden der Extremitäten am stärksten, aber es kommen
auch andere Formen der Sensibilitätsstörung vor, die hier nicht

näher beschrieben werden sollen.   Meist sind alle Sinnesqualitäten geschädigt, nicht so selten die einen mehr als die anderen.
Eine reine Störung des Erkennens der Gegenstände[1] (Asterognosie)
findet sich bei Verletzung des Scheitellappens.   Meist finden sich
motorische und sensible Störungen zusammen.

Die Aphasien kommen in jeglicher bekannten Form vor,
als motorische oder als sensorische Aphasien, d. h. also als Störung
des Wortesprechens und des Sprachverständnisses mit allen ihren
Nebenformen.

Die Grundform der zerebralen Sehstörungen ist die
Hemianopsie nach der der Verletzung entgegengesetzten Seite hin.
Die Hemianopsie entspricht dem Ausfall einer ganzen Sehregion.
Sind nur Teile einer Sehregion getroffen, so sehen wir hemianopische
Defekte in mannigfachster Form und Ausdehnung.   Durch Verletzung beider Sehregionen, die bei Querschüssen der Hinterhauptsgegend nicht allzu selten sind, kann es zu sehr eigentümlich
gestalteten Ausfällen des Sehfeldes kommen, z. B. zu dem Ausfall
der unteren Gesichtsfeldhälfte auf beiden Augen.   Zur groben
Prüfung des Gesichtsfeldes braucht man kein Perimeter; es genügt die Prüfung mit einem kleinen Stück Papier oder dem
Taschentuch während man den Kranken den vorgehaltenen Finger
fixieren läßt.

Verletzungen des Kleinhirns äußern sich in der Kleinhirnataxie, die zu gleicher Zeit ein Taumeln und Schwanken ist,
aber auch ein Abweichen von der gewollten, geraden Richtung
bedeutet.   Gewöhnlich weicht bei einseitigen Kleinhirnverletzungen
der Verletzte nach der Seite der Verletzung ab.

Die Voraussage der Lokalsymptome einer Gehirnverletzung läßt sich ebensowenig wie die der Verletzung der peripheren
Nerven und des Rückenmarks von Anfang an mit Sicherheit machen,
auch wenn wir die Gefahr der Infektion nicht mehr in Rechnung
stellen, sondern annehmen, daß eine infektiöse Komplikation dauernd
ausbleiben wird, Häufig bilden sich die im Anfang schweren
Erscheinungen bis zu einem hohen Grade zurück; selten ist es
freilich, daß sie ganz und gar verschwinden; so bleibt in einem

---

[1] Man gibt dem Verletzten durch das Tastgefühl leicht erkennbare
Gegenstände — Kette, Uhr, Bleistift, Schlüssel — bei Ausschluß des Gesichtssinnes in die Hand. Prüfung der einzelnen Qualitäten mittels Nadel,
Fingerkuppe usw. in der üblichen Weise.

einmal zerebral gelähmt gewesenen Arm fast immer eine gewisse Schwäche oder Ungeschicklichkeit, eine leichte Ermüdbarkeit zurück. Ist einmal eine Aphasie dagewesen, so wird man meist auch noch viel später Klagen über Schwierigkeiten der Wortfindung oder Aussprache hören. Auch zerebrale Sensibilitätsstörungen können, selbt wenn sie anscheinend nur gering sind, den Gebrauch des betreffenden Gliedes recht erschweren. Fast nie kommt es vor, daß hemianopische Störungen sich gänzlich zurückbilden.

Daß eine Rückbildung der anfänglichen Lokalsymptome überhaupt möglich ist, kommt im wesentlichen daher, daß die Anfangssymptome nicht allein durch den Umfang der eigentlichen Verletzung bedingt sind, sondern durch die von einer Verletzung weithin ausgeübten Reizwirkungen, die ödematöse Schwellung, kleine resorbierbare Blutungen anfangs ein weit größerer Bezirk des Gehirns in Mitleidenschaft gezogen wird, als der eigentlichen Verletzung entspricht. Eine weitere Besserung der Erscheinungen kann durch Übung herbeigeführt werden, sei es, daß dieselbe von dem Verletzten selbst auf eigene Faust unternommen, sei es, daß sie unter ärztlicher Leitung in eigens dazu bestimmten Lazaretten geübt wird. Es ist wohl möglich, daß durch eine solche Übung erreicht wird, intakt gebliebene Teile des Gehirns in ihrer Funktion zu vervollkommnen, so daß sie in einem gewissen Umfang für die verloren gegangenen eintreten können; aber diese Möglichkeit. der Übung scheint mir recht enge Grenzen zu haben. Sind wirklich erhebliche Teile der Rinde und besonders der Leitungsbahnen verletzt, so bleiben immer entsprechend schwere Defekte zurück.

Zu dem wechselreichen Bilde der Symptomatologie der Schädel- und Gehirnverletzungen kommen als wesentliche Züge noch Lähmungen der Hirnnerven. Nur selten sind diese durch eine direkte Verletzung bewirkt, wenn auch solche freilich vorkommen, z. B. bei Querschüssen durch den Schädel (welche die Sehnerven treffen können). Viel häufiger werden die Nerven dadurch geschädigt, daß bei einem Schädelbruch die Frakturlinie durch die basale. Austrittsstelle der Schädelnerven hindurchgeht und der Nerv so komprimiert wird. In dieser Weise wird am häufigsten der Akustikus getroffen. Der gewöhnliche Schädelbasisbruch bei Einwirkung stumpfer Gewalt beteiligt ganz besonders häufig das Felsenbein, auch erstrecken sich die Sprünge des Schädels, die von dem Ort einer Schußverletzung sich weithin ausdehnen können (Röntgenaufnahme), besonders gern in die gleiche Gegend. Häufig ist es gar nicht zu unterscheiden, für die Beurteilung aber auch gleichgültig, ob der N. acusticus selbst, oder aber das Labyrinth von der Verletzung betroffen ist. Die Symptome sind in beiden Fällen die gleichen. Sie betreffen entweder die Funktionen des Kochlearis oder die des Vestibularis oder beide zusammen. Die Störungen des Kochlearis, bzw. seines Ausbreitungsgebietes im Labyrinth, äußern sich in nervöser Schwerhörigkeit, die des Vestibularis in Störung des Gleichgewichts und Schwindel. Dieser Schwindel hat meist nicht die unbestimmte Form des allgemeinen Schwindels, mit Schwarzwerden vor den Augen und dgl., sondern die Form des systematischen Schwindels, bei welchem der Kranke glaubt, nach einer Seite gedreht zu werden und beim Gang nach einer Seite taumelt. Diese schwereren Schwindelerscheinungen bei Störung des Vestibularis gehen zwar gewöhnlich bald zurück, aber leichtere Gleichgewichtsstörungen bleiben doch oft sehr lange bestehen und sind genügend, um die freie körperliche Bewegungsfähigkeit des Kranken wesentlich einzuschränken. Eine exakte Prüfung der Vestibularisfunktion ist mit Hilfe der Ausspülung des Ohres mit heißem und kaltem Wasser nach Bárány möglich und in den Zweifelfällen hierdurch eine Abgrenzung gegenüber neurotischen Störungen oft möglich.

Oft noch sehr spät nach der Verletzung, nach vielen Monaten und sogar Jahren, droht dem Gehirnverletzten dann noch eine Gefahr, die Epilepsie. Sie beruht im Gegensatz zu den bisher besprochenen Ausfallserscheinungen auf einem Reizzustand, der sich im Gehirn entwickelt, meist durch die kleineren oder größeren Narben, welche die Verletzung hinterlassen hat. Sie tritt am häufigsten bei Verletzungen der motorischen Region ein, hier meist in der Form Jacksonscher Epilepsie, d. h. der Krampfanfall breitet sich von einer Körperstelle allmählich über die eine Körperseite und dann manchmal auch auf die andere aus. Es kann jedoch auch die Verletzung jeder anderen Gehirnstelle zur Entstehung einer Epilepsie Veranlassung geben, und die Anfälle können von vornherein in Form des großen epileptischen Anfalls, d. h. ohne Lokalisierung und ohne umschriebenen

Beginn, auch als „petit mal" und epileptische Bewußtseinsverluste auftreten. Das Auftreten eines epileptischen Anfalls ist immer ein Zeichen recht schlechter Vorbedeutung insofern, als es fast niemals bei dem einen Anfall bleibt, sondern immer wieder Anfälle auftreten, nicht selten so gehäuft, daß sie unmittelbar lebensbedrohlich sind; und auch wenn das nicht der Fall ist, so sind wiederkehrende epileptische Anfälle geeignet, die Arbeitsfähigkeit in schwerster Weise zu schädigen, ja, sie führen oft auch zu Störung der Intelligenz, zu einer Verblödung. Beim ersten Anzeichen epileptischer Anfälle mag man versuchen, sie mit großen Dosen Brom zu bekämpfen. Angesichts der üblen Voraussage rechtfertigt es sich im allgemeinen aber bald, eine Operation vorzunehmen, die Schädel- und Gehirnwunde in weitem Umfange freizulegen und so rücksichtslos, wie es irgend möglich erscheint, Narben und Verwachsungen am und im Gehirn zu beseitigen und die Wunde dann genügend gut zu decken. Wenn auch nicht in allen, so wird doch in einer Anzahl von Fällen durch diese Behandlung eine Beseitigung der Epilepsie erreicht.

Aus den vorstehenden Ausführungen geht hervor, daß die Behandlung der Gehirnverletzungen zunächst im wesentlichen gar nicht auf die Gehirnverletzung gerichtet sein kann, sondern daß nur die Schädelwunde möglichst gut zu versorgen ist, damit eine Infektion vermieden wird. Weiterhin besteht dann die Aufgabe, etwa später ausbrechende Infektionen, insbesondere die Abszesse, möglichst bald zu erkennen und zu bekämpfen.

Der chirurgische Teil der Versorgung der Schädelverletzten kann dann mit einer Deckung des Schädeldefektes abschließen. Diese Deckung ist jedoch im allgemeinen keine dringende Operation, und kann bei nicht zu großen Defekten oft auch ganz unterbleiben.

Große Defekte, besonders an solchen Stellen, die einen Schutz durch Muskulatur nicht haben, müssen gedeckt werden, indessen tut man gut, mit der Deckung so lange zu warten, bis ein völliger Ruhezustand des Gehirns eingetreten ist. Denn bei leichten meningitischen Reizzuständen, wie sie oben gekennzeichnet wurden, wirkt ein Defekt manchmal als eine Art Ventil, wie man es ja absichtlich bei Epilepie angelegt hat, und die Deckung kann unter Umständen zur Verschlimmerung führen.

Da wir nicht in der Lage sind, verloren gegangene Gehirnsubstanz zu ersetzen, so bleiben leider sehr oft Defektzustände aller Art bei den Hirnverletzten übrig. Für diese Fälle hat man Übungsschulen für Hirnverletzte gegründet, in denen versucht wird, zugleich mit der Übung der verloren gegangenen körperlichen Funktionen — Bewegung, Sprache — auch eine Wiederübung und einen Ausgleich des seelischen Defektes und eine Wiederzuführung verloren gegangenen geistigen Besitzes zu schaffen. Der Erfolg ist natürlich in vielen Fällen ein sehr unzureichender, aber die Behandlung sollte doch in allen irgend geeigneten Fällen versucht werden, um für diese nicht nur in ihrer Leistungsfähigkeit, sondern auch in ihrer gesamten geistigen Persönlichkeit oft schwer geschädigten Leute zu erreichen, was irgend zu erreichen ist. Diese Schulen dienen schließlich auch dazu, den Geschädigten durch Einführung in entsprechende Stellungen landwirtschaftlicher Betriebe noch einen nützlichen Platz im Leben zu vermitteln.

Die Dienstfähigkeit der Schädelverletzten:

Leute mit den Zeichen eines lokalisierten Ausfalls durch Gehirnverletzung, auch wenn dieser Ausfall nur gering ist, sind am besten als dauernd kriegsverwendungsunfähig zu erklären. Das gleiche gilt für Leute ohne Gehirndefekt, aber mit einem ungedeckten Schädeldefekt. Leute mit leichteren Schädelwunden tun nicht selten wieder im Heer Dienst, aber man wird sie kaum dazu zwingen können; wenn sie angeben, davon Beschwerden zu haben, dann wird man sie als g. v. oder a. v. bezeichnen. Besonders schwierig sind die Zustände nach stumpfen Gewalteinwirkungen, angeblichem Schädelbruch und angeblicher Gehirnerschütterung, zu beurteilen. So sicher es ist, daß sich viele danach sehr schnell erholen und unbehindert wieder Dienst tun, so sicher ist es doch, worauf wir ja ausführlich eingegangen sind, daß die subjektiven Störungen nach solchen Verletzungen oft auf organischer Grundlage beruhen; und wenn solche Leute bei schwerem Dienst versagen, dann muß man sie wieder zurückziehen, auch wenn objektive Symptome nicht nachzuweisen sind. Eine genaue Beobachtung in einem Lazarett wird dann über ihre Dienstfähigkeit entscheiden. Hier wird dann auch die objektive Bestätigung oder Widerlegung der Angabe solcher Leute über ihre angeblichen Unfälle beizubringen sein. Für die Beurteilung der Dienstfähigkeit müssen dann, abgesehen von ihren

Klagen über mangelnde Leistungsfähigkeit, Kopfschmerzen usw., auch gewisse geistige Störungen bekannt sein, die sich bei den Schädelverletzten anfallsweise einstellen können. Die schwereren haben durchaus den Charakter epileptischer Dämmerzustände mit nachfolgender Amnesie, ohne daß jedoch vorher oder nachher echte epileptische Krampfanfälle aufzutreten brauchten. Die leichteren haben, wie man zu sagen pflegt, meist etwas „Epileptoides" an sich. Sie bestehen in schweren pathologischen Affektausbrüchen, die zu Gewalttätigkeiten und insubordinatorischen Handlungen führen können. Die Amnesie ist dabei meist keine absolute und kann ganz fehlen. Zwischen der erwähnten krankhaften Reizbarkeit und diesen Zuständen besteht keine scharfe Grenze. Häufig kommt es zum planlosen Fortlaufen, meist als Reaktion auf einen Affekt, oft auch ohne ersichtlichen Anlaß. Der Mann weiß nicht, warum er sich von der Truppe entfernt hat und kehrt nach Stunden oder Tagen ruhig wieder zurück. Alkoholgenuß wirkt außerodentlich fördernd auf den Ausbruch all solcher anfallsweisen seelischen Störungen nach Kopfverletzung. Dabei pflegt ausgesprochene Alkoholintoleranz zu bestehen. Leute, die vor ihrer Kopfverletzung nicht unerhebliche Mengen davon ohne Schaden genießen konnten, vertragen danach oft buchstäblich kein Glas Bier mehr. Diese anfallsweisen Seelenstörungen nach Kopfverletzung haben ersichtlich eine außerordentliche Bedeutung für die Militärdienstfähigkeit sowie die Erwerbsfähigkeit und führen außerdem sehr oft zu forensischer Begutachtung. Viele dieser Vergehen sind „Grenzfälle", wo nur genaueste Anamnese und Beobachtung zu einem Urteil kommen kann, ob im Einzelfalle die Verantwortlichkeit bzw. die freie Willensbestimmung im Sinne des Paragraphen 51 St.G.B. ausgeschlossen war. Für den Militärdienst sind solche Leute, die öfter schwere geistige Störungen gezeigt haben, unbrauchbar.

Die Erwerbsfähigkeit bei Schädel- und Gehirnverletzten:

Bei oberflächlichen und reinen Schädelwunden braucht eine Erwerbsbeschränkung durchaus nicht vorhanden zu sein, ebensowenig nach Gehirnerschütterung und Basisbrüchen. Haben aber solche Leute Beschwerden, so muß eine Einschränkung der Erwerbsfähigkeit anerkannt werden. Bei den Erscheinungen der Kommotionsneurose wird sich die Rentenfestsetzung etwa um $33^{1}/_{3}\%$

herum halten. Lokalisierte Ausfälle von Gehirnfunktionen sind im allgemeinen schwerer zu bewerten als die peripheren Störungen, weil, um ein Beispiel anzuführen, die allgemeine Einbuße an Energie und Persönlichkeit einen (zerebralen) Hemiplegiker meist viel weniger erwerbsfähig macht als jemand, der seine linke Hand verloren und sein linkes Bein versteift hat. Man berücksichtige auch, daß solche motorischen Paresen eines Armes auf zerebraler Grundlage den Befallenen für jede auch nur irgend schwerere oder Geschicklichkeit erfordernde Arbeit unfähig machen. Verletzungen der linken Hemisphäre sind beim Rechtshänder wegen der überwiegenden Wichtigkeit der rechten Hand und auch wegen der oft dabei vorhandenen Störungen des sprachlichen Ausdruckes und des Sprachverständnisses, sowie intellektueller Leistungen, insbesondere des Rechnens, ungleich schwerer zu beurteilen als solche der rechten Hirnhälfte. Man wird in solchen Fällen mit schwereren linksseitigen Gehirnverletzungen häufig zu einer Rentenfestsetzung von über 75 kommen, womit dann natürlich auch die Anerkennung der Invalidität gegeben ist. Ebenso wird Fällen schwererer zerebraler Bewegungsstörung häufig eine Verstümmelungszulage gewährt werden müssen. Eine Hemianopsie ist meines Erachtens eine für das Sehen weit schwerwiegendere Störung, als der Verlust eines Auges und entsprechend zu bewerten. In den schwersten Fällen, wo die Ausfallserscheinungen oder häufige epileptische Anfälle dauernde Pflege nötig machen, wird zu der Verstümmelungszulage auch eine Siechtumszulage zuständig sein.

2. Infektionen und Intoxikationen des Nervensystems. Erkältungskrankheiten.

Tetanus. Durch die prophylaktische Behandlung der Verwundeten mit Antitoxineinspritzung — neuerdings werden 15 Antitoxineinheiten (A. E.) als genügend befunden — ist der Wundstarrkrampf, früher eine fürchterliche Kriegsgeißel, fast aus den Lazaretten verschwunden. Die gewöhnlichen schweren und mittelschweren Formen mit einer Inkubation von 2 Tagen bis 2 Wochen kommen wohl nur noch in solchen Fällen zur Beobachtung, in welchen infolge besonderer Ungunst der Verhältnisse prophylaktische Injektion nicht früh genug nach der Verletzung hatte ausgeführt werden können. In verhältnismäßig großer, wenn auch absolut sehr kleiner Zahl kommen indes Fälle zur Beobachtung, welche entweder durch ihren Verlauf oder durch die lange Inkubation von dem gewohnten Bilde abweichen. Auch diese Modifikation, also eine Milderung des Bildes und eine Hinausziehung der Erkrankung ist in weitaus der Mehrzahl der Fälle auf die Vorbehandlung mit dem Tetanusserum zurückzuführen. Die zeitliche Wirkung des Serums ist eine beschränkte und richtet sich bekanntlich wesentlich nicht gegen die Tetanusbazillen, sondern gegen das Tetanusgift. Sind also Tetanusbazillen, besonders häufig zusammen mit einem Fremdkörper, Geschoßsplitter, Tuchfetzen oder dgl., in den Körper gelangt und dort zunächst eingeheilt, so können sie zur Wirkung gelangen, wenn Wochen oder Monate nach der Verletzung die Schutzwirkung des Serums erlischt. Es hat sich gezeigt, daß die im Körper schlummernden Keime besonders durch operative Eingriffe, am häufigsten zur Entfernung von Geschossen und Splittern, mobilisiert werden, so daß dann wenige Tage nach der Operation ein schwerer und meist tödlicher Tetanus ausbrechen kann. Zur Vermeidung dieses Spättetanus ist daher vor der Vornahme solcher Operation eine zweite prophylaktische Einspritzung von Tetanusserum vorgeschrieben; nach dieser zweiten Injektion muß man freilich auf leichtere oder schwere Erscheinungen des anaphylaktischen Choks gefaßt sein. Auch ohne die Auslösung durch einen operativen Eingriff sehen wir manchmal sehr verspätete Fälle von Tetanus. Sie erklären sich zum größten Teil aus einer nicht ganz genügenden Wirksamkeit des Antitoxins, und sie zeichnen sich im allgemeinen durch eine verhältnismäßig große Gutartigkeit aus. Diese Gutartigkeit findet ihren Ausdruck sehr häufig schon in dem lokalen Beginn des Starrkrampfes in der verwundeten Extremität. Dieser lokale Beginn ist dem gewöhnlichen Bilde des Tetanus beim Menschen, der mit dem ominösen Trismus einsetzt, fremd und kommt sonst nur bei den leichtesten Infektionen vor. Dem lokalen Beginn entspricht dann weiter häufig auch eine Beschränkung des ganzen Bildes auf die zuerst ergriffene Extremität; so habe ich z. B. einen 4 Wochen nach einer Schulterverletzung beginnenden und sich dauernd rein auf die Schulter beschränkenden Tetanus gesehen. Man muß sich bei solchen Bildern sehr vor der Verwechslung mit Hysterie in acht nehmen. Schreitet der Tetanus fort, so pflegt das in diesen Fällen langsam zu geschehen, trotzdem erfordern auch sie eine sofortige energische Behandlung.

Die Behandlung des einmal ausgebrochenen Tetanus hat noch immer nicht vermocht, alle Fälle zur Heilung zu bringen. Es bleiben die Fälle mit kurzer Inkubation immer noch außerordentlich ungünstig. Die Prognose wird um so besser, je länger die Inkubation gedauert hat. (Abgesehen von den eben erwähnten Fällen von Mobilisierung von Tetanusbazillen, bei denen die Inkubation aber nur scheinbar eine lange ist, da als Tag der Infektion hier nicht der Tag der Verwundung, sondern der der Mobilisierung durch die Operation gerechnet werden muß.) Jedenfalls aber hat sich ergeben, daß das wesentlichste Mittel der Therapie eine hinreichende Antitoxinbehandlung ist. Das Antitoxin soll unter allen Umständen sowohl subkutan als intralumbal eingespritzt werden, subkutan bis zu 400 A. E. täglich, intralumbal 100 A. E., bei lokalem Beginn entsprechende Dosen in die Umgebung der Wunde und zweckmäßig auch proximal von der Wunde in die Nervenstämme des verletzten Gliedes. Man hat außerdem auch subdurale Injektionen unter die Dura des Gehirns und auch in die Ventrikel gemacht, wofür ich als einfacheres Vorgehen die Injektion am unteren Zervikalmark — entsprechend der von manchen Chirurgen geübten hohen Rückenmarksanästhesierung — vorgeschlagen habe. Die vielbesprochene Magnesiumsulfattherapie des Tetanus hat ihre großen Gefahren.

Symptomatische Behandlung erfolgt durch Morphium und Chloralhydrat.

Meningitis. Die Symptome der eitrigen Meningitis sind bereits bei den Gehirnverletzungen erwähnt worden, die epidemische Meningitis (Genickstarre), die, ohne glücklicherweise zu großer Ausbreitung zu gelangen, sowohl im Frieden wie im Kriege immer hier und da kleine räumlich beschränkte Epidemien macht, ist nur eine Form der eitrigen Meningitis, die, welche durch den Weichselbaumschen Meningokokkus intracellularis erzeugt wird. Die Diagnose ist durch den Nachweis des Erregers im Lumbalpunktat zu stellen, der Erreger in Zweifelsfällen allerdings nicht allein durch sein miskroskopisches Verhalten, sondern erst durch Züchtung mit Sicherheit festzustellen.

Die Behandlung besteht in häufigen Lumbalpunktionen,

an die man neuerdings die Lumbalinfusion von Meningokokken-
serum anschließt. Die Kranken sind sofort in besonderen
Baracken, Seuchenlazaretten und dgl. zu isolieren. Da die Infek-
tion wahrscheinlich durch die Mundhöhle erfolgt, sollen sowohl die
Kranken, wie das Pflegepersonal Rachen und Mundhöhle durch
Spülungen und Gurgelungen nach Möglichkeit schützen, das
Pflegepersonal auf Vermeidung der Infektion durch Nasen- und
Mundsekret hingewiesen werden. Gerade bei Genickstarreepidemien
findet man übrigens sehr viel anscheinend gesunde Bakterien-
träger, deren Ermittlung und Ausscheidung bis zu ihrer völligen
Desinfektion nach Möglichkeit durchgeführt werden muß.

Diese beiden Krankheiten, der Tetanus und die Meningitis,
sind wohl die beiden einzigen sich auf das Nervensystem er-
streckenden Infektionen, denen unter den besonderen Verhältnissen des Krieges eine erhöhte Aufmerksamkeit zugewendet werden muß. Es kommen selbstverständlich im Kriege auch alle
anderen Infektionen und Intoxikationen des Nervensystems vor,
es kann aber nicht im Plane eines Leitfadens der Kriegsneurologie liegen, diese einzeln zu erwähnen.

Dagegen müssen Nachkrankheiten allgemeiner Infektionen und der sogenannten Kriegsseuchen wieder genauer beschrieben werden.

Neuritis und Polyneuritis. Die Neuritis ist eine Ent-
zündung der peripheren Nerven. Sie kann entweder einzelne
oder mehrere oder viele Nerven befallen.

Sie kommt nach vielen Infektionskrankheiten dadurch zustande, daß aus im einzelnen unbekannten Gründen der Infek-
tionserreger oder sein Toxin, sei es während der eigentlichen allgemeinen infektiösen Erkrankung, sei es aber auch erst längere
Zeit danach, sich in den peripheren Nerven lokalisiert. Vom
Frieden her ist uns das am geläufigsten bei der Diphtherie; außer
diesen postdiphtherischen Erkrankungen haben wir im Kriege
auch solche nach Ruhr, Typhus und anderen Kriegsseuchen in
größerer Anzahl zu sehen bekommen. Die neuritische Erkrankung
tritt in den meisten Fällen erst dann auf, wenn die primäre
Infektion bereits im Abklingen oder auch schon geheilt ist. Die
neuritische Erkrankung selbst ist gewöhnlich nicht vom Fieber
begleitet. Oft, besonders häufig bei der Diphtherie, liegt zwischen
der Infektionskrankheit selbst und dem Ausbruch der Polyneu-

ritis ein wochen- oder monatelanger freier Zwischenraum. Sehr häufig ergibt die Befragung in Fällen anscheinend selbständiger Fälle von Polyneuritis, daß einige Wochen vorher eine angebliche Halsentzündung bestanden hat, deren diphtherische Natur dann erst aus der nachfolgenden Erkrankung klar wird. In anderen Fällen tritt die Neuritis selbständig auf, aber auch in diesen Fällen läßt sich häufig ein fieberhafter Beginn unter den Erscheinungen einer leichten Magen-Darm- oder Bronchialerkrankung erheben, deren Erreger dann meist nicht festzustellen ist. In anderen Fällen dürften auch erkältende Einflüsse, insbesondere Durchnässung, allein, ohne Hinzukommen besonderer infektiöser Einflüsse, neuritische Erkrankung bedingen. Die Alkoholpolyneuritis ist infolge der Alkoholknappheit im Kriege erloschen.

Das bekannteste Symptom einer Neuritis ist der Schmerz im Bereich des oder der betroffenen Nerven und die Druckempfindlichkeit der Nervenstämme. Aber es gibt auch Neuritiden, die ohne wesentliche Schmerzen verlaufen. Das ist erstens der Fall, wenn die Neuritis einen rein motorischen Nerven betrifft, z. B. den Fazialis; die sogenannte rheumatische Fazialislähmung ist nichts anderes als eine Fazialisneuritis. Aber auch bei der Erkrankung gemischter Nerven können die Schmerzen höchst unbedeutend sein und wesentlich nur die Ausfallserscheinungen zur Geltung kommen. Durch ihre Schmerzlosigkeit zeichnen sich besonders die postdiphtherischen Polyneuritiden aus. Schmerzen allein genügen überhaupt nicht, um die Diagnose einer Neuritis oder Polyneuritis zu ermöglichen. Wir verlangen vielmehr auch hier objektive Symptome. Praktisch das wichtigste ist der Verlust der Sehnenreflexe innerhalb der Ausdehnung der Nervenentzündung; dieses Symptom ist besonders an den unteren Extremitäten bei der Polyneuritis immer vorhanden. Bei den Polyneuritiden nach Diphtherie, Ruhr, Typhus usw. finden wir gewöhnlich den Verlust aller Sehnenreflexe an den unteren Extremitäten, d. h. beider Knie- und Achillesreflexe. Es war bereits eingangs darauf hingewiesen worden, daß dieser Befund entweder nur die Diagnose einer Tabes oder einer Polyneuritis offen läßt[1]). Das

---

[1]) Die Differentialdiagnose zwischen diesen beiden Krankheiten, welche durch den Nachweis anderer tabischer Symptome und durch die Untersuchung der Lumbalflüssigkeit gemacht werden kann, soll hier nicht näher besprochen werden.

Verhalten der Hautreflexe ist nicht charakteristisch für neuritische und polyneuritische Erkrankungen.

Fehlen nicht alle, sondern nur einzelne Reflexe, so ist das ein Zeichen, daß der neuritische Prozeß sich nicht gleichmäßig, sondern ungleichmäßig in den Nerven der unteren Extremität verbreitet hat. Am häufigsten ist das isolierte Fehlen eines Achillessehnenreflexes als Zeichen einer Neuritis ischiadica. Das Fehlen der Reflexe bedeutet ja an und für sich schon eine Störung im Bereiche der tieferen Sensibilität, und Ausfälle der tiefen und auch die der oberflächlichen Sensibilität sind ein weiteres, wenn auch nicht ganz so objektives Symptom. Sie können eine Ataxie und eine Unsicherheit des Ganges bedingen, welche man wegen ihrer Ähnlichkeit mit der tabischen Gehstörung als eine Pseudotabes peripherica bezeichnet hat — eine nicht seltene Form besonders der postdiphtherischen, aber auch anderer postinfektiöser Polyneuritiden. Die schwersten Formen führen zu einem mehr oder weniger ausgebreiteten Schwund der Muskulatur mit Entartungsreaktion, genau wie sie bei den Verletzungen der peripheren Nerven geschildert worden ist. So kann bei einer Neuritis des N. ulnaris die Hand sich genau so verhalten, wie nach einer Schußverletzung des gleichen Nerven. In leichteren Fällen findet nur eine mehr diffuse Abnahme des Umfangs der betroffenen Extremität statt, wie das besonders bei der Neuritis ischiadica am Beine häufig festzustellen ist.

Bemerkenswerterweise verschonen die Neuritiden und Polyneuritiden fast immer die Nerven der inneren Organe, insbesondere sprechen Störungen der Stuhl- und der Blasenentleerung immer gegen eine Polyneuritis und für eine zentrale Erkrankung.

Eine Neuritis oder eine Polyneuritis in dem eben bezeichneten Sinne ist zwar eine heilbare Erkrankung, aber es dauert doch bis zur Wiederherstellung der Nerven so lange Zeit, daß es sich empfiehlt, die entsprechenden Kranken nach der Heimat zu verbringen. Hier mögen sie dann besonders mit den Behandlungsmitteln der mannigfachen Badeorte behandelt werden. Nach ihrer vollen Wiederherstellung sind sie dann auch wieder dienstfähig. (Allenfalls mochte man ganz leichte Formen von Mononeuritis und die harmlosen meist in 2 Monaten wieder hergestellten rheumatischen Fazialislähmungen in Kriegslazaretten behalten.)

Manchmal heilen diese Neuritiden zwar aus, aber es bleibt dann ein gewisser Defekt bestehen, z. B. von einer Neuritis ischiadica ein Verlust des Achillessehnenreflexes und eine leichte Volumenverminderung des früher ergriffen gewesenen Beines. Ein solcher Befund bedeutet immer eine Verminderung der Dienstfähigkeit. Zwar kann er gelegentlich auch einmal zufällig bei einem gesunden und leistungsfähigen Menschen erhoben werden; klagen solche Leute aber über schnelle Ermüdbarkeit des Beines und über Schmerzen bei längerem Gehen, so sind diese Beschwerden als durch den objektiven Befund genügend begründet anzusehen, und der Mann dementsprechend für schwere Arbeit und Marschleistungen nicht zu brauchen, sondern entsprechend anders zu verwenden.

Neuralgien. Viel größere Schwierigkeiten als die auf Grund ganz objektiver Zeichen zu diagnostizierenden Neuritiden setzen die Neuralgien der Beurteilung entgegen. Hier muß vorausgeschickt werden, daß wir als echte Neuralgie nur diejenigen Formen von Schmerzen bezeichnen, für welche wir einen krankhaften Prozeß in den peripheren Nerven annehmen müssen. Die echten Neuralgien sind in der Tat nur besondere und anatomisch leichte Formen von Neuritis. So gibt es in unserem Sinne keine hysterische Neuralgie, sondern nur hysterische Schmerzen, und auf die Unterscheidung der echten Neuralgie ist auch von militärärztlichem Standpunkt aus der größte Wert zu legen. Diese Unterscheidung ist nicht so leicht wie die der Neuritis, weil die Affektion des Nerven bei der Neuralgie nur eine so oberflächliche ist, daß es zu Ausfallerscheinungen nicht kommt. Wir bleiben bei der objektiven Prüfung angewiesen auf die Schmerzhaftigkeit des Nervenstammes bei Druck oder Dehnung.

Um sich hier aber nicht von hysterischen Erscheinungen oder von Übertreibung täuschen zu lassen, muß man die Lage des Nerven kennen und muß ferner eine gewisse Erfahrung haben über das Maß der Schmerzhaftigkeit, welches bei Dehnung gesunder und kranker Nerven zu erwarten ist.

Die ganz überwiegende Anzahl der Neuralgien überhaupt und auch der im Militärdienst vorkommenden betrifft den Hüftnerven in Form der Ischias. Man hat bei der Prüfung eines Ischiaskranken oder eines sich als ischiaskrank Bezeichnenden zuerst die bekannten Druckpunkte im Verlauf des N. ischiadicus

zu prüfen, aber nicht so, daß man dem Betreffenden gleichsam
die Schmerzhaftigkeit an den betreffenden Punkten suggeriert,
sondern im Gegenteil so, daß man ihn durch Druck auf erfahrungsgemäß bei Ischias nicht empfindliche Stellen, z. B. den Darmbein-
kamm und auf die Muskulatur irre zu führen sucht; ein wirklich
Ischiaskranker läßt sich nicht irre führen. Noch charakteristischer
als die Druckschmerzhaftigkeit des Hüftnerven ist seine Dehnungsempfindlichkeit in Form des (bei der Meningitis bereits beschriebenen) „Kernigschen Symptoms". (Hier auch Laseguesches
Phänomen genannt.) Auch hier muß der Untersucher nicht schon
durch die Art der Untersuchung dem Kranken zu verstehen geben,
daß er eine Schmerzäußerung beim Heben des gestreckten Beines
erwarte, sondern er muß das Bein nach verschiedenen Richtungen
im Hüftgelenk, im Kniegelenk bewegen und dann gleichsam zufällig die für die Prüfung des Kernigschen Pänomens notwen-
dige Stellung erreichen. Freilich ist es notwendig, zu wissen (aber
diese Kenntnis für jeden Arzt in kurzer Zeit zu erreichen), wie
ungefähr der normale und der Ischiaskranke sich bei solcher
Prüfung verhält. Man braucht nur einmal eine größere Reihe
von Gesunden und Kranken zu untersuchen, um die übertriebene
Schmerzhaftigkeit und das Klagegeheul des Simulanten bei leichtester
Bewegung von den halb verbissenen Schmerzen des echten
Ischiaskranken unterscheiden zu lernen.

Im Unterschied von den Neuritiden brauchen die Neuralgien
nicht in die Heimat geschickt zu werden, sondern können in Feld-
und Kriegslazaretten behandelt werden. Praktisch kommt ja
fast nur die Ischias dafür in Betracht, und gerade die echten akuten
Fälle von Ischias zeigen sich einer einfachen Behandlung durch
konsequente Bettruhe, Wärmeapplikation, Salizylpräparate und
Chinin meistens sehr zugänglich. Ich habe es ganz charakteristisch gefunden, wie die echten Ischias-Kranken nach einigen
Wochen dieser Behandlung allmählich angeben, daß es ihnen
besser geht, daß die Besserung fortschreitet, auch die Gehfähigkeit
immer besser wird, und daß die Kranken sich dann schließlich
selbst für entlassungsfähig erklären, während in der gleichen Zeit
die Leute, bei denen man nichts Objektives nachweisen kann,
gewöhnlich auch nicht die geringste Spur von Besserung zugeben
wollen. [Es ist wohl selbstverständlich, daß auch eine geheilte
Ischias noch für einige Zeit der Schonung bedarf und daß man

sie nicht sofort wieder in den nassen Schützengraben schicken soll, aber nach einiger Zeit leichten Dienstes sind die Leute auch dazu wieder fähig.]

Viel ungünstiger als die im Felde erworbene Ischias sind im allgemeinen diejenigen Fälle zu beurteilen, welche ihre Ischias nachweislich schon vom Frieden her datieren, oder solche, die mit einer Ischias längere Zeit in Heimatslazaretten herumgelegen haben und die nun die Erscheinungen der Ischias haben, ohne daß eine Ischias mehr vorhanden ist. [Letztere sind rücksichtslos zunächst einmal mindestens im Etappengebiet (als zeitig g. v. Etappe) zu verwenden. Kommen sie dann hier zur geeigneten ärztlichen Beurteilung, so werden sie von hier auch dem Frontdienst zugeführt werden können.] Daß es natürlich auch Fälle echter chronischer Ischias gibt, braucht nicht betont zu werden. Sie sind aber verhältnismäßig selten und können durch aufmerksame Lazarettbeobachtung erkannt, sowie bzw. ihrer Verwendungsfähigkeit analysiert werden.

Neuralgie. Rheumatismus. Bei den meisten Leuten, die über angebliche Nervenschmerzen klagen, ist eine Neuralgie mit Sicherheit auszuschließen, empfindlich bei ihnen ist allenfalls die Muskulatur, und wir nehmen dann in anscheinend schwereren Fällen einen Muskelrheumatismus, in den leichteren Muskelschmerzen (Myalgie) an. Es soll nicht bestritten werden, daß auch diese Erkrankungen, z. B. ein tüchtiger Hexenschuß im Augenblick unangenehm genug sein können und sogar für einige Tage die Beweglichkeit sehr erschweren können. Auch ist zur Enstehung solcher Muskelrheumatismen in den feuchten Unterständen und im Schützengraben gewiß genug Gelegenheit gewesen, andererseits aber wird nirgends so sehr übertrieben, wie von den sogenannten Rheumatikern, und oft genug handelt es sich offensichtlich um einen Vorwand, um entweder aus einem bestimmten Dienst heraus oder nicht wieder hineinzukommen. Jedenfalls sind praktisch diese Muskelrheumatismen und Myalgien als leichte Erkrankungen aufzufassen, welche eine lange Verbringung oder ein Verbleiben in den Lazaretten nicht rechtfertigen. Man mag sie bis zu 14 Tagen mit Bettruhe, Wärme, Salizylpräparaten und dem galvanischen Strom behandeln. Die wirklichen Muskelrheumatismen reagieren auf diese Behandlung ausgezeichnet. Die nicht reagieren und jeden Tag irgendwo anders Schmerzen haben,

vorausgesetzt natürlich, daß die Gelenke frei sind, und sie nicht
fiebern, kann man ohne ihnen Unrecht zu tun, ruhig als dienstfähig betrachten.

3. Die Bedeutung anderer Nervenkrankheiten für den Krieg.

Bisher sind diejenigen Krankheiten zur Besprechung gekommen, welche in den Sonderverhältnissen des Krieges ihren Ursprung haben. Der Militärarzt ist aber auch gezwungen, sich mit
den andern Erkrankungen des Nervensystems zu befassen. Es
werden an ihn sehr häufig zwei Fragen gestellt, die nach der Dienstfähigkeit und die nach dem Vorliegen einer Kriegsdienstbeschädigung.

A. Die organischen Nervenkrankheiten.

Unter organischen Nervenkrankheiten werden hier nur solche
verstanden, die ihrer Natur nach nicht rückbildungsfähig
sind, die vielmehr die Neigung haben, fortzuschreiten, also nicht
die entzündlichen Erkrankungen des Nervensystems, welche zwar
auch organisch, aber doch der vollständigen Wiederherstellung
zugänglich sind. Der Hauptteil dieser nicht rückbildungsfähigen
Krankheiten kommt auf die luetischen und metaluetischen Erkrankungen, insbesondere die Tabes und die progressive Paralyse.

Die Dienstfähigkeit wird durch die progressive Paralyse
als durch eine Geisteskrankheit selbstverständlich aufgehoben.
Der Mann ist als dauernd felddienstunbrauchbar zu erachten.

Die Tabiker sind zwar nicht durch die Bestimmungen
grundsätzlich von jedem Militärdienst ausgeschlossen, vielmehr ist
es gestattet, sie in einer ihrer körperlichen Leistungsfähigkeit entsprechenden Stellung zu verwenden. Er kann sich dabei aber nur
um Büroarbeit handeln, denn ein Tabiker verträgt weder körperliche Anstrengung noch Witterungsunbilden. Er bekommt dadurch
nicht nur vorübergehende stärkere Beschwerden, sondern solche
Einflüsse können auch zu einer dauernden Verschlimmerung der
Krankheit führen, womit dann zugleich ein Anspruch auf Dienstentschädigung gegeben ist. Ganz vereinzelte Ausnahmen, daß
etwa tabische Offiziere doch einige Zeit im Kriege ausgehalten
haben, bestätigen nur die Regel. Ich persönlich bin der Meinung,

daß man auch Tabiker ganz im Beginn ihrer Krankheit grundsätzlich von jedem Militärdienst, auch solchem in der Heimat ausschließen soll. Sie haben genug Gelegenheit, sich im Zivildienst und ihrem Beruf noch nützlich zu machen; die geringen Dienste, die sie noch leisten können, sind kein Äquivalent für die drohende Verschlimmerung und die dadurch herbeigeführte Belastung der Staatskasse.

Tatsächlich kommt eine große Anzahl von Tabikern zur Begutachtung, welche entweder angeben, die Krankheit erst im Kriege bekommen zu haben, oder behaupten, daß sich die schon vorher vorhandene Krankheit im Kriege wesentlich verschlimmert habe. Trotzdem ja die Tabes auf einer früheren syphilitischen Anstreckung beruht, kann in keinem solchen Falle, da prinzipiell die Möglichkeit einer Auslösung oder Verschlimmerung durch die Sonderzustände des Krieges zugegeben werden muß, die Kriegsdienstentschädigung glatt abgelehnt werden, sondern es bedarf sorgsamer Erhebungen und Erwägungen, um im Einzelfalle die Frage zu entscheiden. In der großen Mehrzahl fällt die Entscheidung allerdings negativ aus, sei es daß nach der objektiven oder subjektiven Anamnese die Krankheit schon vor dem Eintritt in den Militärdienst bestanden und sich nicht oder nicht mehr verschlimmert hat, als es ihrer natürlichen Neigung zum Fortschreiten entspricht, sei es daß von den Kranken schwerere Leistungen überhaupt nicht verlangt worden sind. Dienst in der Etappe oder im Büro macht keine Tabes und verschlimmert sie auch nicht, aber wenn jemand Monate lang mit der Truppe marschiert oder mit ihr im Graben lag, wenn er dann Beschwerden bekommt und man nun eine Tabes bei ihm feststellt, so kann man zwar wissenschaftlich noch immer im Zweifel sein, ob diese Tabes nicht auch ohne den Militärdienst eingetreten wäre. Es entspricht aber zweifellos dem Gerechtigkeitsgefühl, in solchem Falle die Kriegsdienstentschädigung nicht zu verweigern. Das gleiche gilt auch für die Paralyse. Viele Psychiater sind der Meinung, daß ein Einfluß des Kriegsdienstes auf die Paralyse niemals oder höchstens durch akute Kopftraumen, Verschüttung oder dgl. stattfindet. Ich kann mich dieser Meinung nicht anschliesen, sondern glaube, daß auch die mehr chronischen Einflüsse des Kriegsdienstes, die Unbilden der Witterung, die körperlichen Anstrengungen, die dauernde seelische Spannung sehr wohl eine Paralyse auslösen können. Ist man doch immer noch gezwungen, außer der Einwirkung der Syphilis für die Entstehung der Paralyse ganz allgemein einen zweiten Faktor anzunehmen[1]). Wenn eine Dienstentschädigung durch (wesentliche!) Verschlimmerung anerkannt werden muß, richtet sich die Rentenbemessung nach den allgemein auch im Frieden geltenden Grundsätzen, wobei, wie bei allen anderen Krankheiten bei uns in Deutschland (anders als in Frankreich) der allgemeine Grundsatz Anwendung findet, daß nicht nur das Maß der Verschlimmerung, sondern die gesamte Krankheit entschädigungsberechtigt ist. Würden wir also etwa die Erwerbsunfähigkeit einer Tabes vor dem Kriegsdienst auf 10%, nunmehr auf $33^1/_3$% schätzen, so beträgt die Rente nicht etwa $23^1/_3$%, sondern die vollen $33^1/_3$%.

Auf die Diagnose der Tabes und Paralyse kann hier nicht eingegangen werden. Nur auf zwei Schwierigkeiten sei aufmerksam gemacht. Die eine: Viele ehemals syphilitisch Gewesene suchen im Kriege die alte syphilitische Infektion heraus, um dem Arzte zu suggerieren, ihre wirklichen oder angeblichen Beschwerden ständen mit der Syphilis in Zusammenhang. Dann werden häufig entweder recht unnötige Kuren gemacht, oder sogar der Mann mit einer falschen Diagnose nach Hause geschickt. Nur bei einem ganz geringen Bruchteil früher infiziert Gewesener können nervöse Beschwerden auf die Syphilis zurückgeführt werden, meist haben sie nichts mit ihr zu tun, und oft dient die Syphilis nur als Vorwand[2]). Die zweite Schwierigkeit ist die entgegengesetzte: Daß nämlich beginnende Fälle von Tabes und Paralyse übersehen werden. Es muß hier immer wieder auf die grundlegende Bedeutung der eingangs dieses Buches geschilderten organischen Symptome hingewiesen werden. Fehlen der Sehnenreflexe oder eine sichere reflektorische Pupillenstarre bedeutet ohne jede weitere Überlegung eine metaluetische Erkrankung des Gehirns oder Rückenmarks, und ein solches Symptom

---

[1]) Enorme Seltenheit der Paralyse bei unzivilisierten Völkern trotz Syphilis.

[2]) An einem Orte tätig, wo eine große Syphilisstation besteht und wo ich alle die Kranken, die nach Beendigung der Kur noch über nervöse Symptome klagen, zur Untersuchung bekommen habe, kann ich einen wirklichen Zusammenhang dieser Symptome mit der Lues noch nicht in einem Falle von 50 feststellen.

genügt, um mindestens die Kriegsverwendungsfähigkeit (meiner
oben ausgeführten Meinung nach, die jedenfalls mit den Vorschriften
nicht in Widerspruch steht, die Militärverwendungsfähigkeit
überhaupt) auszuschließen.

Bei den im allgemeinen nicht häufigen endogenen Nervenkrankheiten, spinaler Muskelatrophie, Myopathien, Syringomyelie
usw. wird man meist nicht geneigt sein, eine Verschlimmerung
durch den Kriegsdienst anzuerkennen. Sind aber Leute, deren
Arbeitsfähigkeit vor dem Kriege feststand, nach anstrengendem
Kriegsdienst infolge objektiv nachweisbarer organischer Erkrankung in ihrer Arbeistfähigkeit schwer geschädigt, so wird auch
hier die Kriegsdienstbeschädigung nicht immer abzulehnen sein.
Es wird hier aber immer eine spezialärztliche Untersuchung einzu-
treten haben. Auch diese Kranken wird man, wo man sie erkennt, auch in ihrer leichtesten Form von vornherein von jedem
Militärdienst auszuschließen haben.

B. Epilepsie.

Nachgewiesene Epilepsie macht dienstuntauglich. Die Epilepsie ist neben den Geisteskrankheiten der einzige Fall, in welchem
die Entscheidung über den Grad der Dienstfähigkeit nicht von der
Schwere der Erkrankung abhängt, sondern mit der Diagnose gegeben
ist. Es stört ja nicht nur das gar nicht vorherzusehende Eintreten
von Krampfanfällen jeden Militärdienst, die Epilepsie gefährdet
auch die Sicherheit der Truppe, und eine wesentliche Gefahr der
Epilepsie liegt auch nicht nur in den Krampfanfällen, sondern in
den anfallweise auftretenden Bewußtseinsstörungen der Epileptiker,
den epileptischen Dämmerzuständen. Die deutsche Dienstan-
weisung forderte bisher zur Diagnose Epilepsie bei Ausgebildeten
die Beobachtung eines Anfalles durch einen Militärarzt. Diese
Vorschrift war an und für sich nicht ungerechtfertigt, denn die
übergroße Mehrzahl der dem Militärarzt mit der Diagnose Epilepsie
zugehenden Erkrankungen erweisen sich bei der Beobachtung
als Hysterie. Trotzdem sind, weil der Arzt so selten dazu kommt,
einen epileptischen Anfall selbst zu beobachten, während des
Krieges etwas mildere Bestimmungen über dessen Feststellung
eingeführt worden. Es genügt bei eingestellten Leuten erstens,
daß die unmittelbaren Folgeerscheinungen, insbesondere frische
Zungenbisse oder Kopfverletzungen ärztlich beobachtet worden

sind. Zweitens aber genügt es, wenn der seitens der Militärverwaltung bestellte Facharzt (aber nur nach vorangegangener Lazarettbeobachtung) erklärt, daß es sich um Epilepsie handelt. Bei einzustellenden Leuten gilt Epilepsie als nachgewiesen durch das Zeugnis eines Arztes, der einen Anfall selbst beobachtet hat, oder durch das Zeugnis dreier einwandfreier Zeugen, vorausgesetzt, daß diese eine eingehende Schilderung mindestens eines Anfalls nach Art, Zeit und näheren Umständen geben können, oder endlich durch das Zeugnis eines Facharztes. Wenn auch dem Facharzt somit eine besondere Befugnis eingeräumt wird, so sollte es doch nicht so oft vorkommen, wie es tatsächlich der Fall ist, daß hysterische Anfälle von dem Nicht-Facharzt als Epilepsie verkannt werden. Gewöhnlich ist schon die Anamnese ganz charakteristisch. Der epileptische Anfall kommt fast immer ohne Veranlassung, sehr häufig nachts, der hysterische wird ausgelöst durch eine Aufregung, sei es durch einen angeblichen Granateinschlag, sei es durch einen Streit mit Kameraden, sei es durch eine schlechte Nachricht. Wenn der Mann also angibt, daß seine Anfälle gewöhnlich durch seelische Erregungen ausgelöst werden, so kann man beinahe mit Sicherheit sagen, daß es sich nicht um Epilepsie handelt. Daß Epilepsie im Kriege zum ersten Male zur Erscheinung kommt, ist außerordentlich selten. Die Angabe, daß der erste Anfall im Schützengraben eingetreten sei, muß gegen die Diagnose Epilepsie von vornherein sehr mißtrauisch machen — womit andererseits nicht gesagt ist, daß Leute, die schon in der Jugend Anfälle gehabt haben, immer Epileptiker wären. Ferner gibt die Dauer des Anfalls einen Hinweis, der epileptische dauert 2—3 Minuten; hören wir also, der Anfall hat 10, 20, 30 Minuten gedauert, so ist das fast beweisend gegen Epilepsie. Die meisten fraglichen Anfälle haben ferner nicht in einem Zucken, sondern in einem wilden Umherschlagen und Strampeln bestanden, so daß der Mann nach dem Berichte des Personals von mehreren Leuten nur mit Mühe gehalten werden konnte, oder während des Krampfes in der Nähe befindliche Gegenstände zerschlagen hat. Bei der Epilepsie kommt das nicht vor, ebensowenig, daß der Kranke aus dem Bett aufspringt, und dann erst einen Anfall bekommt, oder daß er während des Anfalles spricht, ruft oder sich in eine halluzinierte Umgebung, insbesondere in Kriegsszenen versetzt glaubt. Die Angabe, daß der Kranke seinen Anfall aus dem Schlafe heraus bekommen hat und nachher auch wieder in Schlaf verfallen ist, darf nicht unbedingt für Epilepsie verwendet werden. Wohl aber spricht es fast mit Sicherheit gegen Epilepsie, wenn er nach dem Anfall nicht geschlafen hat. Ein frischer und deutlicher Zungenbiß, regelmäßiges oder oftmaliges Einnässen und Beschmutzen mit Kot beweist Epilepsie. Die Angabe, daß der Mann Schaum oder sogar blutigen Schaum vor dem Munde gehabt habe, beweist gar nichts. Die vielorts geübte Pupillenuntersuchung durch das San.-Personal ist ganz unzuverlässig. Anstatt die Pupillenuntersuchung vorzunehmen, sollte das San.-Personal vielmehr nur angehalten werden, den Anfall nach Dauer und Art genau zu beobachten und die Beobachtungen sofort schriftlich zu fixieren. Es empfiehlt sich, nach dieser Richtung für das Wachpersonal eine kurze schriftliche Vorschrift auszuarbeiten.

Entgegen der Vorschrift ist eine nicht unbeträchtliche Zahl von Epileptikern doch in das Heer eingetreten, weniger weil man ihre Anfälle verkannt hätte, als weil sie dieselben gar nicht angegeben haben, und weil im Gegensatz zu den Hysterikern die Epileptiker im allgemeinen so gern in den Krieg gehen, daß man schon von einer typischen Kriegsfreudigkeit der Epileptiker gesprochen hat. Kommen solche Leute zur Beobachtung, so müssen sie aus dem Militärdienst ausgeschieden werden, wenngleich nach einer neueren befugten Äußerung in Ausnahmefällen bei Leuten, welche sich gut verwenden lassen und die nur sehr seltene Anfälle haben, gelegentlich auch eine Ausnahme gemacht werden kann. Jedenfalls erhebt sich bei den eingestellt gewesenen wieder die Frage der Dienstbeschädigung. Diese ist bei der echten Epilepsie fast immer negativ zu beantworten, und man darf sich nicht mit den Angaben des Mannes zufrieden geben, daß er früher keine Anfälle gehabt habe, sondern man muß von seinen früheren Arbeitsstellen, aus seinem Heimatsort usw. objektive Angaben erheben, ob nicht doch Anfälle früher dagewesen sind. Gewöhnlich ist das der Fall gewesen, in anderen Fällen zeigt sich, daß der Mann epileptische Äquivalente wie Schwindelanfälle oder petit mal gehabt hat, und auch in diesen Fällen wird man im allgemeinen nicht geneigt sein, eine Dienstbeschädigung anzuerkennen, ebenso nicht in denjenigen, in welchen Häufung der Anfälle im Kriege behauptet wird. Denn es liegt in der Natur der Epilepsie, daß sich ihre Anfälle manchmal häufen, manchmal für lange Zeit zurücktreten. Ganz prinzipiell darf man aber auch bei der Epilepsie die Frage der Dienstbeschädigung nicht ablehnen. Es bleiben einzelne Fälle übrig, z. B. solche, in denen der erste epileptische Anfall im unmittelbaren Anschluß an eine Infektionskrankheit, wie Typhus und Fleckfieber, eingetreten ist, und wo dann eine Kriegsdienstbeschädigung angenommen werden muß. Selbstverständlich ist die Kriegsdienstbeschädigung, wenn eine Epilepsie nach einer Schußverletzung des Schädels zum ersten Mal auftritt, aber auch nach der Einwirkung stumpfer Gewalt auf den Schädel, also als Folge einer Gehirnerschütterung oder Gehirnquetschung in einzelnen Fällen anerkannt. Die Höhe der Rente in entsprechenden Fällen richtet sich nach der Schwere der Erkrankung und der Häufigkeit der Anfälle.

Andere Nervenkrankheiten. Die Epilepsie ist ein Beispiel für eine Anzahl von Krankheiten, die man früher unter die Neurosen gerechnet hat, und auch jetzt wohl noch als solche bezeichnet, die aber doch etwas ganz anderes sind, als die im nächsten Kapitel zu behandelnden Psychoneurosen. Wenn man auch davon absehen will, daß die Epilepsie neuerer Anschauung nach eine organisch bedingte Erkrankung ist, so ergibt sich schon aus der Klinik der Epilepsie, daß ihre Anfälle ganz unabhängig von äußeren Einflüssen mit einer gewissen elementaren Gewalt auftreten, während es für die Psychoneurosen kennzeichnend ist, daß sie als Reaktion auf seelische Vorgänge erfolgen.

Ebenso wie mit der Epilepsie steht es noch mit einigen anderen Krankheiten, die freilich als noch wesentlich leichter aufzufassen sind als die Epilepsie, die aber doch nicht auf die gleiche Stufe zu stellen sind wie die Psychoneurosen.

Eine solche Krankheit ist die Migräne, jene meist erbliche Form anfallsweise auftretender oft einseitiger Kopfschmerzen, die oft mit einem Flimmerskotom beginnen, einige Stunden, auch einen Tag, dauern, mit Erbrechen, Schwindel und schwerstem Übelbefinden einhergehen. Die echte Migräne macht in einigermaßen schwerer Form wenigstens für einige Stunden den Betroffenen so gut wie arbeitsunfähig. So schwere Fälle, daß durch Migräne allein eine in Betracht kommende Beeinflussung der Militärdienstfähigkeit bedingt wird, kommen indes anscheinend kaum vor. Vielen Migränösen bekommt sogar das Leben im Felde besser als die gewohnte Büroluft. Immerhin muß auf diese Leute Rücksicht genommen werden, und man muß sich wohl in acht nehmen, die echte Migräne mit den gewöhnlichen Kopfschmerzen, über die fast jeder Nervöse klagt, zusammenzuwerfen.

Auch das angeborene Einnässen ist nicht auf eine Stufe zu stellen mit dem viel häufigeren neurotischen „Einnässen", das, gewöhnlich erst im Kriege als Folge von „Durchnässung" oder „Erkältung" aufgetreten, nur eine Form der Hysterie ist, die entsprechend behandelt werden muß. Das angeborene Einnässen, das wahrscheinlich auf angeborenen, ganz umschriebenen kleinen Defekten des Rückenmarks beruht, ist nicht zu heilen. Durch Kälte und Nässe verschlimmert es sich sehr häufig; die Entscheidung, was man dann mit dem Mann machen kann, hängt von der Schwere des Leidens ab. Diese geborenen Enuretiker sind im übrigen oft gar nicht nervös, sind an ihr Leiden gewöhnt. Aber sie sind ihren Kameraden durch den ihnen anhaftenden Geruch und die Beschmutzung des Schlafraums so unangenehm, daß sie häufig aus der Truppe und aus dem Militärdienst überhaupt entfernt werden müssen, wenn nicht ganz besonders günstige Umstände ein Schlafen in Einzelräumen gestatten.

Selbst das angeborene Stottern hindert zwar den Militärdienst nicht, den Frontdienst nur in schweren Fällen, darf aber mit den Psychoneurosen und den hysterischen Sprachstörungen durchaus nicht verwechselt werden, auch dann nicht, wenn es unter den Einflüssen des Krieges eine Steigerung erfährt. Hier sei auch der Vollständigkeit halber der angeborene Schwachsinn genannt. In seinen leichten Formen kommt er bei den Soldaten (besonders denen vom Lande) sehr häufig vor und hindert auch nur wenig die Dienstfähigkeit. Die höheren Grade machen entweder nur geeignet zu einer beruflichen (mechanischen) Tätigkeit oder sie zwingen zur kr.-u.-Erklärung. Die Beurteilung des Grades der Imbezillität muß in spezialistischen Stationen klinisch erfolgen. Bei der Straffälligkeit der Schwachsinnigen, ihren Undiszipliniertheiten, und ihrer Neigung zu Übertreibungen (Pseudodemenz!) ist oft auch aus forensischen Gründen die besondere Beurteilung notwendig.

4. Die Kriegsneurosen.

Die Neurosen des Krieges sind weder in ihrem Wesen, noch in ihrer Form von den Neurosen des Friedens verschieden. Die Bezeichnung „Kriegsneurose" ist nur durch die Häufigkeit und die oft ungewöhnliche Schwere dieser Erkrankungen im Kriege gerechtfertigt. Formen, die im Frieden als große Seltenheit galten, sahen wir im Kriege tagtäglich. Aber im Wesen neu ist keine der unter dem Namen Kriegsneurosen zusammengefaßten Störungen.

Der Begriff der Neurose, in dem hier gebrauchten Sinne, wird demjenigen, der diesen Leitfaden bis hierher verfolgt hat, schon klar sein; er beruht auf der scharfen Unterscheidung zwischen organischen und nichtorganischen Krankheiten. — Die Erkrankungen, die in den vorhergehenden Kapiteln behandelt sind, können als organisch nachgewiesen werden, entweder durch einen dauernd bestehenden, jederzeit wieder zu erhebenden, objektiven Befund (der Reflexe, der elektr. Erregbarkeit usw.) oder durch die Beobachtung kennzeichnender, durch eine Neurose nicht nachahmbarer Erscheinungen (wie z. B. epileptische Erscheinungen). Man hat früher von der Hysterie als der großen Nachahmerin gesprochen. Die neuere Neurologie hat gelehrt, daß sie eine schlechte Nachahmerin ist, wenn man das Produkt einer sachverständigen Untersuchung unterzieht. Auf einen Ausnahmefall haben wir bereits aufmerksam gemacht, das sind die oft vorkommenden Beschwerden nach Kopfverletzungen (vgl. S. 38). In diesem Fall gestehen wir eine diagnostische Schwäche ein, aber niemals irgendeinen Übergang, ein Zwischending zwischen organischen Krankheiten und den Neurosen.

Die Kriegsneurosen in unserem Sinne werden somit dargestellt durch die Hysterie und die Neurasthenie, dazu kommen einige, zahlenmäßig aber kaum in Betracht kommende Zwangserkrankungen (Platzangst und dgl.).

Ehe wir die Symptomologie dieser Erkrankungen behandeln, müssen wir noch den Begriff der Neurasthenie feststellen. Der neurasthenische Symptomenkomplex ist gekennzeichnet durch die leichte Ermüdbarkeit und Reizbarkeit, durch Kopfdruck, Klagen über Mangel an Energie, schlechtes Gedächtnis, unbestimmten Schwindel, Oppressionsgefühl und was dgl. allgemeine und bekannte Beschwerden mehr sind. Dieser neurasthenische Symptomenkomplex ist aber sehr vielen Krankheitsbildern gemeinsam und kann auch auf organischer Grundlage entstehen, z. B. auf dem Boden der progressiven Paralyse, der Arteriosklerose; viel häufiger noch kommt er nach Infektionskrankheiten vor. Die Rekonvaleszenz jeder ernsteren Erkrankung geht sehr häufig durch einen neurasthenischen Zustand hindurch. Endlich kann dieser ein Symptom der Überarbeitung und der Erschöpfung sein.

Man hat versucht, den Namen „Neurasthenie" auf diese echten Erschöpfungszustände des Nervensystems einzuschränken; diese Einschränkung hat sich aber nicht durchsetzen können, weil diese echten Erschöpfungszustände zu selten sind, und weil man einen Namen braucht, um, ohne das ominöse Wort Hysterie zu benutzen, die leichteren Formen der Hysterie zu kennzeichnen. Der Name ist: „Neurasthenie". Denn das, was man so im allgemeinen Neurasthenie nennt, ist nichts weiter als Hysterie, nur daß man gewohnt ist, zur Hysterie die mehr massigen, zur Neurasthenie mehr die diffusen Formen der Neurosen zu rechnen. Es sei aber ausdrücklich vorausgenommen, daß wir die echten Erschöpfungszustände des Nervensystems nicht in den Bereich der Kriegsneurosen mit einbeziehen. Im übrigen hat sich in diesem Kriege gezeigt, daß der Einfluß der Erschöpfung auf das Nervensystem früher weit überschätzt worden ist. Darüber war man sich auch vor dem Kriege schon klar, daß die echte Erschöpfung des Nervensystems eine Erscheinung ist, die durch mehrwöchige Ruhe mit Sicherheit beseitigt werden kann. Wo die angebliche nervöse Erschöpfung — es ist hier nicht etwa von Herzerkrankung durch Überanstrengung und dgl. die Rede — einer 1—2 monatigen Ruhekur Widerstand leistet, da ist die Diagnose Erschöpfung zu Unrecht gestellt gewesen; da handelt es sich entweder um endogene Depressionszustände im Sinne leichter Melancholie oder um diejenige Form der Neurasthenie, die man als hysterische bezeichnen kann, eine Bezeichnung, deren Bedeutung aus dem vorangegangenen nun klar sein wird, dahingehend, daß sowohl der neurasthenische wie der hysterische Symptomenkomplex eine neurotische Reaktion auf die Beanspruchung des Krieges ist.

Wir beschreiben nunmehr aus der ungeheuren Mannigfaltigkeit die am häufigsten vorkommenden hysterischen Erscheinungen.

Bei den hysterischen Lähmungen hängt das gelähmte Glied schlaff und bewegungslos herab, anscheinend geben sich die Kranken die größte Mühe, die Hand zur Faust zu schließen, es gelingt ihnen nicht. Der Arm kann zwar in sehr seltenen Fällen ein wenig atrophisch sein (durch Nichtgebrauch), die elektrische Erregbarkeit ist aber immer überall erhalten. Eine Sensibilitätsabstumpfung kann dabei fehlen, kann aber auch vorhanden sein; in vielen dieser Fälle fällt es auf, daß faradische Ströme an dem hysterisch gelähmten Arm noch in einer Stärke ertragen werden, die an dem gesunden Arm lebhafte Schmerzäußerungen hervorruft. Oder wir sehen zwar keine Lähmung, aber eine solche Schwäche der Hand oder einzelner Hand- oder Fingerbewegungen, daß die Hand dem Verletzten nur noch wenig nützlich erscheint, daß er insbesondere damit nicht mehr schwer arbeiten oder ein Gewehr tragen kann. Entsprechendes beobachten wir am Bein. Da wird der Fuß beinahe wie bei einer Peroneuslähmung mit der Spitze nach unten geschleift, da wird das Bein mühsam nachgezogen; wieder ist die elektrische Erregbarkeit intakt, trotzdem wir — wenn auch immerhin selten — infolge langen Nichtgebrauches recht erhebliche Grade von Atrophie der Muskulatur und auch des Knochens feststellen können. Auch vasomotorische Störungen leichterer Art, eine leichte livide Färbung oder auffallende Kühle der Haut, auch mit Neigung zum Schwitzen können eine hysterische Lähmung begleiten.

Häufiger am Bein als am Arm sehen wir eine hysterische Überempfindlichkeit, welche am Bein alle Arten von Hinken hervorbringt. Dabei fehlen die Zeichen der echten Ischias, nämlich die Dehnungsempfindlichkeit des Hüftnerven und die Schmerzhaftigkeit seiner Druckpunkte, die Sehnenreflexe sind in Ordnung, die Fußsohlenreflexe können zwar sehr abgeschwächt sein, sind aber niemals in Form des Babinskischen Reflexes verändert.

Desgleichen sehen wir alle nur erdenklichen Formen hysterischer Kontraktur; da steht die Schulter gegen den Brustkorb angezogen, der Arm kann nicht seitlich erhoben werden, da ist der Ellenbogen gebeugt, alle oder einzelne Finger in die Hand eingeschlagen, das Knie ist dauernd gebeugt oder dauernd gestreckt, die Wirbelsäule extrem nach vorn gebeugt. Alle diese Kontrakturen lassen sich meist schon durch genügende Kraftanwendung im Wachen, immer aber in der Narkose überwinden. Die Diagnose ist in fast allen Fällen auch schon vorher leicht gestellt, wenn man die Gelenke frei findet und Nervenverletzungen mit ihren kennzeichnenden Kontrakturen, sowie etwaige Sehnenverletzungen und -verkürzungen ausschließen kann.

Mit besonderer Häufigkeit sehen wir ferner **Zittern** jeder Ausdehnung und jeder Art, Zittern des Rumpfes, des Kopfes, einzelner Extremitäten. Das Zittern ist meist ziemlich grobschlägig, häufig ein Schütteln oder ein Drehen. Es bietet alle Übergänge zu den hysterischen Tiks verschiedenster Form, die wir auch reichlich genug zu sehen bekommen.

Gangstörungen sind bei den Kriegsneurosen unendlich mannigfaltig, teilweise durch die hysterischen Funktionsstörungen der Beine erklärt, teils selbständig in Form der sogenannten „Astasie-Abasie". Nur den organischen Gangsstörungen, etwa denen bei der Tabes oder dem spastischen Gang der multiplen Sklerose ähneln diese hysterischen Gangsstörungen nicht, und daran erkennt man sie meist, noch ehe man durch die genauere Untersuchung das Fehlen organischer Symptome festgestellt hat.

Ganz besonders häufig sind auch die hysterischen **Sprachstörungen** im Kriege, und zwar entweder totaler Mutismus und Aphonie, oder stotterähnliche Störungen. Dagegen habe ich noch keinen Fall einer hysterischen Schreibstörung gesehen. Die hysterisch Stummen machen mit besonderer Vorliebe sich schriftlich verständlich im Gegensatz zu den Organisch-Aphasischen.

Mit den Sprachstörungen kombinieren sich häufig hysterische **Hörstörungen**, oder diese kommen auch isoliert vor. Die Hörstörung ist meist eine totale Taubheit, seltener handelt es sich um eine mehr oder weniger hochgradige Schwerhörigkeit.

Auch die anderen Sinne können von der hysterischen Störung betroffen werden, hysterische Blindheit und Amblyopie ist jedoch erheblich seltener als Taubheit, Geschmacks- und Geruchstörungen sind nur in Ausnahmefällen zu beobachten.

Die Diagnose aller dieser Störungen wird, wie wir schon im Anfange dieses kleinen Buches betont haben, nicht positiv durch den Nachweis der Hysterie gestellt, sondern **negativ durch Ausschließung organischer Erkrankung.** Eine Lähmung, welche nicht die Zeichen der organischen Störung trägt, ist eben eine hysterische Lähmung, ganz gleichgültig, ob der Mann nun noch andere Zeichen von Hysterie hat oder nicht. Das früher so beliebte Suchen nach hysterischen Stigmata, halbseitigen Anästhesien, hysterischen Druckpunkten haben wir aufgegeben. Dieses Suchen hat früher viele hysterische Krankheitserscheinungen suggestiv erzeugt, aber wir haben auch niemals vor dem Kriege so viel monosymptomatische Hysterie gesehen, d. h. Leute, bei denen ein Symptom das einzige Zeichen der Hysterie ist.

Neben den Dauererscheinungen der Hysterie und der Neurasthenie sehen wir besonders häufig die hysterischen Anfälle jeder Art, Stärke und Dauer. Leichte Schwindelanfälle, einfache Ohnmachten, lange Bewußtseinsstrübungen, Krampfanfälle, halluzinatorische Erregungen in Dämmerzuständen, oft Elemente aller dieser Formen in buntem Gemisch. Der Inhalt etwaiger halluzinatorischer Erlebnisse wird meist durch Szenen aus dem Feldzug gebildet. So gehen diese hysterischen Halluzinationen fließend in die Traumerlebnisse über, an denen viele aus dem Feldzuge Zurückgekehrte noch lange Zeit leiden.

Die Hysterie kann auch die sogenannte Pseudodemenz erzeugen, die man nicht mit angeborenem Schwachsinn oder mit Verblödung verwechseln darf. Sie pflegt sich dadurch auszuzeichnen, daß der anscheinende Schwachsinn zu groß ist, um echt zu sein, daß der Mann gar nichts mehr von seiner Vergangenheit weiß, nicht mehr die einfachsten Kenntnisse besitzt, oder daß er auf Fragen gesucht unsinnige Antworten gibt (Gausersches Symptom). Besonders in diesen, aber auch in anderen Fällen von Hysterie ist der eigentümlich starre, maskenhafte, in sich selbst konzentrierte Gesichtsausdruck der Hysterischen oft auf den ersten Blick kennzeichnend. Die rein psychischen Störungen der Hysterie werden dadurch diagnostiziert, daß sie mit den bekannten psychotischen Störungen der Hebephrenie, des manisch-depressiven Irreseins usw. nicht übereinstimmen.

Ebenso ist die Diagnose des hysterischen Anfalles eine Diagnose durch Ausschließung und zwar des epileptischen Anfalles. Das Wichtigste darüber ist bereits unter Epilepsie gesagt worden. Neben dem epileptischen Anfall kommen als mögliche Irrtümer noch die Ohnmachten und Schwindelanfälle bei Herzerkrankungen in Betracht.

Sehr häufig sehen wir ferner die neurasthenischen und hysterischen Organstörungen.

Die Unterscheidung besonderer neurasthenischer und besonderer hysterischer Organstörungen läßt sich ebensowenig aufrechterhalten wie die Unterscheidung der Neurasthenie und der Hysterie überhaupt, und überaus häufig sehen wir gerade diese Organstörungen dann noch ausgesprochen hypochondrisch gefärbt und verstärkt. Diese Organstörungen betreffen am häufigsten das Herz, dies meist in Form einer Beschleunigung der Herztätigkeit, die besonders bei Erregungen, z. B. bei der ärztlichen Untersuchung deutlich wird. (Daher den Puls morgens im Bett durch eine Schwester zählen lassen.)

In größerer Zahl kommen dann noch die hysterischen Blasenstörungen, vom gesteigerten Harndrang bis zum Bettnässen vor, und die nervöse Dyspepsie. Wiederum muß die Diagnose auch dieser neurotischen Erkrankungen durch Ausschließung gestellt werden.

Auszuschließen sind also bei Herzstörungen Herzklappenfehler, Myokarditis, in Rechnung zu stellen die häufig den Boden für neurotische Störung abgebende konstitutionell schwache Anlage des Herzens (Tropfenherzen!), zu beachten leichtere Formen Basedowscher Erkrankung. Die hysterische Enuresis ist nicht zu verwechseln mit der angeborenen (vgl. S. 72), am wenigsten mit den Blasenstörungen bei organischen Nervenkrankheiten (Tabes). Die nervöse Dyspepsie und die nervösen Darmstörungen müssen unter den Kriegsverhältnissen durch sorgfältige Untersuchung insbesondere von den Folgezuständen infektiöser Darmerkrankungen, besonders der Ruhr unterschieden werden. Dazu wird im Felde meist die Beobachtung bei der Truppe oder im Revier ausreichen; meldet sich der Mann immer wieder krank, auch wenn eine organische Störung nicht vorliegt, so wird es manchmal nicht zu umgehen sein, ihn einem Kriegslazarett zu überweisen, welchem die notwendigen diagnostischen Untersuchungsmittel fast ebenso wie in der Heimat zur Verfügung stehen.

Wenn ganz allgemein die Diagnose der Neurosen durch Ausschließung organischer Veränderungen gestellt werden muß, so ist das nicht möglich für diejenigen Fälle, in denen psychoneurotische Störungen sich auf organische aufsetzen, wo also die Funktionsstörung über das hinausgeht, was nach der Schwere der organischen Veränderung erwartet werden müßte. Diese Fälle sind schwer zu beurteilen, aber für den Militärdienst ist da im Wesentlichen die Feststellung bestimmend, daß überhaupt etwas Organisches vorliegt. Einem schwächlich gebauten hochaufgeschossenen Menschen, der ein konstitutionell minderwertiges Herz etwa, im Röntgenbild als ein kleines Tropfenherz zu erkennen, hat, werden wir auch dann schwere Marschleistungen nicht zumuten können, wenn wir seine subjektiven Herzbeschwerden und seine Tachykardie für z. Teil neurasthenisch oder hysterisch bedingt halten.

Größere Schwierigkeiten machen diese Mischfälle bei der Begutachtung der Entscheidung über die Kriegsdienstbeschädigung und etwaiger Rentenfestsetzung, wo dann immer ein fachärztliches Urteil nötig sein wird.

Für jede Bekämpfung der Neurosen ist nun eine Tatsache wegweisend, das sie nämlich, in so verschiedener Form sie auch erscheinen, seelisch, und nur seelisch bedingt sind.

Im Beginn des Krieges hat eine kleine, aber rührige Gruppe von Ärzten versucht, die Lehre von einer besonderen traumatischen Neurose, als einer nicht psychischen Erkrankung zu verteidigen und sogar in deren Gebiet noch feinere Unterscheidungen, z. B. die der „Reflexneurosen" zu machen. Diese Lehre war zwar schon im Frieden durch den Nachweis widerlegt, daß die Unfallsneurosen, die man früher auch als „traumatische Neurosen" angesprochen hatte, seelischen Ursprungs sind; denn man hatte nachweisen können, daß diese traumatischen Neurosen des Friedens mit ganz wenigen Ausnahmen nur dann entstehen, wenn die von dem Trauma Befallenen Anspruch auf Entschädigung oder Rente haben, eine Bedingung, der gewiß nichts Körperliches anhaftet. Indem die Lehre von der traumatischen Neurose als eine besondere körperlich bedingte oder wenigstens zwischen den körperlichen und seelischen Erkrankungen in der Mitte stehende Krankheit durch den Krieg immer mehr widerlegt wurde, hat sich damit die fundamentale Bedeutung der auch diesem Buch zugrunde gelegten Unterscheidung zwischen organischen und nicht organischen Krankheiten erwiesen. Denn in dem Sinne, in dem wir das Wort Neurosen gebrauchen, sind es die Psychoneurosen. Darin, daß sie seelisch bedingt sind, findet die scharfe Betonung des großen Abstandes zwischen jedweder organischen Erkrankung einerseits und den Neurosen andererseits ihre Rechtfertigung und ihre Bedeutung.

Zu vielen neurotischen Krankheitserscheinungen haben wir entsprechende Reaktionen des Gesunden. Ich erinnere an das Zittern der Furcht, an das Versagen der Füße im Schreck, an die Beschleunigung des Herzschlages bei Angst, an die Unruhe, die Schlaflosigkeit, die Träume bei sorgenvoller Erwartung. Es wird also niemandem grundsätzlich Schwierigkeiten machen, solche Erscheinungen, wo sie als Symptome der Neurose auftreten, gleichfalls als psychisch bedingt anzuerkennen. Das Bestehenbleiben der Erscheinungen bei der Neurose ist freilich ungewöhnlich und für viele hysterische Symptome, wie etwa eine hysterische Kontraktur, wird man Entsprechendes aus dem normalen Seelenleben kaum finden.

Es kann an dieser Stelle nicht meine Aufgabe sein, den ausführlichen Beweis dafür zu führen, daß alle diese Erscheinungen, so schwer und so dauernd sie auch sein mögen, doch seelisch bedingt sind, ich müßte sonst die ganze moderne Hysterieliteratur wiedergeben, mit der Ausbildung der Lehre von den unterbewußten und unbewußten Vorgängen und deren Abspaltung vom bewußten Seelenleben. Es muß der Hinweis darauf genügen, daß der Beweis in mannigfacher Weise erbracht ist. Eine der wichtigsten Formen des Beweises aber dürfte auch den Fernstehenden einleuchten, das ist der Nachweis der Heilbarkeit aller neurotischen Störungen durch rein seelische Einflüsse, wie er sich gerade auch in diesem Kriege ergeben hat.

Es bleibt freilich bestehen, daß die neurotischen Reaktionen durchaus krankhaft sind. Es bleibt die Frage, warum unter anscheinend gleichen Umständen und gleicher Veranlassung die einen mit solchen krankhaften Zuständen reagieren, die andern nicht. Es ist natürlich, daß man zur Erklärung auf die angeborene nervöse Anlage zurückgegriffen hat. Viele Leute, die an einer Kriegsneurose erkranken, waren schon im Frieden nervös, neurasthenisch, schwerer Arbeit und schwerem Schicksal nicht gewachsen, dem Leben gegenüber unzulänglich, empfindsam, unbotmäßig, mit einem Wort Psychopathen. Es entspricht aber nicht den Tatsachen, wenn man nun behauptet hat, nur geborene Psychopathen, nur Leute mit nachweisbarer nervöser Anlage würden neurotisch. Bei vielen ist nichts davon nachzuweisen, auch nicht einmal erbliche Belastung, und es bleibt da nichts als das Eingeständnis, daß den ungeheueren Beanspruchungen des Krieges eben auch Naturen mittlerer Stärke erliegen können.

Andererseits erkranken keineswegs alle Psychopathen an Neurasthenie oder Hysterie, nicht wenige haben sich sogar im Kriege ausgezeichnet, und man hat sogar darauf aufmerksam gemacht, daß eine Gruppe von Psychopathen sich besser für das Feld als für Garnisondienst eigne. Die meisten Psychopathen freilich sind der dauernden gleichmäßigen Anspannung der seelischen Kräfte, welche der moderne Krieg verlangt, nicht gewachsen, sondern versagen nach kürzerer oder längerer Zeit, und dann meist mit hysterischen oder neurasthenischen Symptomen.

Es wurde bereits gesagt, daß die seelischen Vorgänge, welche die Neurosen unterhalten, in das Gebiet des Unterbewußten gehören. Dadurch wird die gewöhnliche psychologische Prüfung des Einzelindividuums durch Ausfragung über seine Motive naturgemäß unsicher. Über wirklich unbewußte Vorgänge kann man sich keine Rechenschaft geben; selbst in den Fällen, wo die seelischen Ursachen durch einen gewissen Mut zur Selbsterkenntnis wohl zu ermitteln wären, sind sie gerade bei den Kriegsneurosen nicht gerade rühmlicher Natur. Daß jemand Angst hat, ins Feld zu gehen, wird er so wenig zugeben wie ein Angeklagter seine Schuld, und in der Tat führt die psychologische Bewertung des neurotischen Einzelindividuums zu den allergrößten Irrtümern. Es ist gut, daß wir nicht auf solche psychologische Einzeluntersuchung angewiesen sind, sondern daß uns objektive Massenerfahrungen zu Gebote stehen — ganz entsprechend denen, welche im Frieden zu der Aufklärung der Ursache der Unfallneurose geführt haben. Für die letzteren hatte es sich gezeigt, daß sie nicht, oder fast nie zur Entstehung kommen, wenn eine Entschädigungspflicht für den Unfall fehlt, also z. B. in Ländern, die entsprechende Versorgungsgesetze nicht haben.

Für die Kriegsneurosen liegen zwei Massenerfahrungen vor: Schwerverletzte, insbesondere solche, die wirklich kriegsverwendungsuntauglich geworden sind, bekommen fast nie eine Neurose. Auf einer Neurosen-Abteilung findet man keine Amputierten, keine Schwerverletzten, wenig Leichtverwundete, in der großen Mehrzahl Unverletzte.

Die zweite Massenerfahrung: Daß es in den Kriegsgefangenenlagern so gut wie keine Neurosen gibt. Trotz des schweren körperlichen Leidens erkranken die Schwerverletzten nicht, trotz des niederdrückenden Schicksals kaum die Gefangenen. Dafür kann es nur einen Grund geben: daß beide Gruppen den weiteren Gefahren des Krieges entzogen, daß sie in Sicherheit sind.

Für die Entstehung der Neurose heißt das positiv: die Erkrankten bekommen eine Neurose, um sich in Sicherheit zu bringen. Nicht das in der Vergangenheit Erlebte ist die eigentliche Ursache der Neurose, sondern diese liegt in der Zukunft, in dem, was der Kranke nicht mehr erleben will. Die eigentliche Ursache, welche die Neurose unterhält, ist derjenige seelische Komplex, den man als Heimatswunsch bezeichnen kann. Es ist ein schlechter Patriotismus, welcher diese Tatsache, die übrigens, wie die Berichte aus den feindlichen Ländern lehren, eine internationale ist, zu verschleiern sucht, denn sie allein ist der Schlüssel zur Bekämpfung und zur Heilung. Diese klare sachliche Erkenntnis bedeutet auch nicht, daß alle Neurotiker Feiglinge sind, man muß sich gegen einen solchen Vorwurf, der auf die demagogische Erregung unsachlicher moralischer Entrüstung berechnet ist, von vornherein verwahren. Es gibt unter den Erkrankten Leute, die Heldenhaftes geleistet haben, aber in dem Augenblick, in dem sie neurotisch werden, sind sie keine Helden, und wer sie dann behandeln will, muß das wissen, und den Mechanismus der Neurose kennen. Dieser Mechanismus ist die Flucht in die Krankheit oder der Wunsch zur Krankheit. Dieser Wunsch kommt natürlich um so näher, je mehr Schreckliches und je länger es der Mann erlebt hat. Insofern ist die Vergangenheit und sind die Kriegserlebnisse nicht ohne Bedeutung für die Entstehung der Neurose. Dauernde Todesgefahr sowohl wie ein heftiger Schreck haben ihre Wirkung; wenn aber denen, die einen Schreck erlitten haben, gewährleistet würde, daß die Gefahr sich nicht wiederholen würde, so würden Dauererscheinungen eines solchen einmaligen Schrecks nur in wenigen Fällen zurückbleiben. Das lehren uns die Erfahrungen, welche man über die Neurosen nach einmaligen Katastrophen, insbesondere nach Erdbeben gemacht hat, bei welchen der Mensch mit einer Wiederholung in absehbarer Zeit nicht rechnet. Hingegen wird durch eine Verschüttung oder durch eine Granatexplosion in der Nähe dem Mann nicht nur ein einmaliger Schreck verursacht, sondern es ergreift ihn mit überwältigender

Gewalt plötzlich das Bewußtsein von der dauernden Nähe des Todes. Gebranntes Kind scheut das Feuer, und dieses Scheuen der Gefahr ist die wesentliche Ursache, welche die Neurosen, auch die nach einem Schreck und nach Verschüttung entstandenen, unterhält.

Diese Entstehung der Neurosen wird noch durch eine dritte Massenerfahrung bestätigt, die man machen kann, wenn man das Einzelschicksal der Neurotiker verfolgt. Fast keiner von ihnen ist mit so erheblichen Erscheinungen aus der Front ausgeschieden, als er sie nachher in der Heimat zeigt, eine sehr große Anzahl ist überhaupt nie aus der Heimat herausgekommen, ein weiterer großer Anteil ist gar nicht wegen einer Neurose in das Lazarett gekommen, sondern wegen einer inneren Erkrankung leichterer oder schwererer Art, wegen eines Typhus, einer Ruhr, einer Furunkulose oder auch wegen einer leichten Verwundung. Einen dritten Teil endlich bilden diejenigen, welche sich beim Truppenarzt wegen Kopfschmerzen, Schwächegefühl, Herzklopfen immer wieder krank melden, bis dieser sie endlich einmal ins Lazarett schickt — von da aus haben sich dann die Symptome erheblich verschlimmert.

Diese Entwicklung der Neurosen ist die Ursache dafür, daß sie in der Heimat ganz anders aussehen, als außerhalb des Heimatsgebietes, d. h. bei der Truppe, in Feldlazaretten und auch noch in Kriegslazaretten. Für den, der aus einer Nervenstation der Heimat kommt und eine solche in einem Kriegslazarett übernimmt, ist der Unterschied der Erkrankungen hier und dort ja nicht überraschend, denn er entspricht den Berichten und seinen Erwartungen, aber die Größe des Unterschiedes muß man erlebt haben, um ihn in seiner Bedeutung für die Entstehung, für die Behandlung und für die Begutachtung zu würdigen.

Eine Reihe von Erkrankungsformen, die uns in der Heimat so viel Schwierigkeiten machen, fehlen in der Nähe der Front ganz. Die vielen hysterischen Versteifungen und Schiefhaltungen der Wirbelsäule kommen draußen überhaupt nicht vor. Ich habe auf einer Nervenabteilung einer Kriegslazarettabteilung innerhalb eines halben Jahres überhaupt nicht eine einzige hysterische Kontraktur, auch nicht an den Extremitäten gesehen. Hysterische Lähmungen gehören zu den größten Seltenheiten,

6*

häufiger sind nur das hysterische Zittern, die hysterische Taubheit, und hysterische Sprachstörungen, häufiger, wenn auch immerhin noch auffällig selten die hysterische Nachahmung von Neuralgien wie z. B. Ischias, am häufigsten die einfachen neurasthenischen Symptomenkomplexe meist mit subjektiven Beschwerden seitens des Herzens, nicht selten auch die hysterischen Blasenstörungen. Eine beträchtliche Anzahl kommt auch wegen hysterischer Anfälle zur Beobachtung.

Trennt man nun diejenigen Fälle, die kurze Zeit nach ihrem Ausscheiden aus der Front in die Nervenstation kommen, von denjenigen, die erst nach längerem Aufenthalt in Lazaretten der Nervenstation überwiesen werden, dann sieht man, daß die schwersten Fälle, die Fälle mit ungewöhnlichem Symptomenkomplex, immer diejenigen sind, welche nicht direkt aus der Front kommen. Es sind gewöhnlich Fälle, deren hysterische Natur verkannt ist, deren Schwere überschätzt wurde, bei denen die Krankheit also durch ärztliche Suggestion künstlich verstärkt worden ist. „Die Hysterie nimmt an Schwere zu im Quadrat der Entfernung von der Truppe." Diese Bemerkung, die ich in einem Aufsatz Singers über die Kriegsneurosen gelesen habe, trifft durchaus das Richtige. Sie bestätigt die Anschauung, daß es der Wunsch nach der Heimat ist, der die Neurose unterhält, auch wenn der unmittelbare Anlaß zum Ausbruch eine Verschüttung, eine Granatexplosion, ein Trommelfeuer oder ein Gasangriff gewesen ist.

Aus dieser Tatsache ergibt sich die Folgerung, daß die Behandlung der Neurotiker im Felde so weit vorn wie nur irgend möglich einzusetzen hat. Schon der Truppenarzt kann durch geeignete Beeinflussung der Erkrankten und Nervösen den Ausbruch schwererer Krankheiten verhindern; leichtere Erkrankungen, die in gelegentlichen, leichten Herzbeschwerden, Kopfschmerzen und dgl. neurasthenischen Erscheinungen bestehen, mag er einige Tage Ruhe geben, aber er schicke sie nicht von der Truppe weg. Selbst ein hysterischer Ohnmachtsanfall ist dafür noch kein genügender Grund, nur muß der Arzt diesen Zufällen gegenüber von vornherein den richtigen Standpunkt einnehmen — indem er erklärt, daß solche Dinge gar nichts zu bedeuten hätten, die Leute auch in ruhiger Weise darüber aufklärt, daß nur Aufregung und Schreck die Ursache ihrer Erscheinungen wären, daß es sich dabei aber nicht um eine Krankheit handelt.

Kein Land ist heute an Menschen reich genug, um nur mit den ganz baumstarken Naturen, die alle Gefahr und alle Schrecknisse ohne jedes Zittern auf sich nehmen, allein das Heer ausfüllen zu können. Selbst wenn die Schwächeren in der Bagage, als Burschen, Köche und dgl. bei der Truppe verwendet werden, nützen sie dem Lande doch noch viel mehr, als wenn sie in der Heimat aus dem Militärdienst ausgeschieden werden, denn das ist gewöhnlich das Ende, wenn sie überhaupt in die Heimat kommen. Ich habe eine ganze Reihe von Truppenärzten gesprochen, die in mehreren Jahren von ihrem Bataillon auch nicht einen wegen Nervosität oder Hysterie verloren haben.

Soweit Neurosen aus der Front ausgeschieden werden, kann schon bei der San.-Komp. oder im Feldlazarett (natürlich nur im Stellungskrieg) eine wirksame Behandlung einsetzen, die den Kranken bald wieder frontdienstfähig macht, wenn die Leute hier sofort in die richtigen Hände kommen. Bedingung des Erfolges ist auch hier, daß den Leuten durch die ganze Form der Behandlung fühlbar gemacht wird, daß sie nicht in beachtenswerter Weise krank sind. Dann wird ihnen, wie sich einer der in vorderen Formationen tätigen Herren in einer Publikation ausdrückte, „die Sache bald zu dumm", sie bitten zunächst um Arbeit und können nach einiger Zeit wieder an die Front geschickt werden. Der Aufenthalt bei der San.-Komp. und im Feldlazarett unterscheidet sich in günstiger Weise von dem in der Nervenabteilung eines Kriegslazarettes, abgesehen von der großen Nähe der Front, schon dadurch, daß die Nervösen nicht ganz unter sich sind, sie fühlen doch den Unterschied, der zwischen ihrem Leiden, dem „Nervenchok", und einer ernsten Erkrankung oder Verwundung liegt, sie fühlen es selbst, und sie sehen es aus dem Verhalten des Arztes ihnen und den anderen gegenüber. Die am weitesten rückwärts gelegene Station, in welche die an der Front Erkrankten überhaupt kommen dürfen, ist die Nervenstation eines Kriegslazaretts. Je früher die Leute hierher kommen, um so leichter ist die Behandlung, die in den meisten Fällen keine andere zu sein braucht, als die eben dargestellte. Es genügt meist die ruhige Versicherung, daß das Zittern, um solches handelt es sich ja meist, keine Krankheit wäre, sondern eine Folge des Schrecks, eine Angewohnheit, die im Lazarett von selbst verschwinden werde, der elektrische Apparat (der in der Ecke steht) würde voraussichtlich gar nicht nötig sein. Man legt dann die Leute für sich, schon um eine Infektion der anderen zu vermeiden, und erlebt dann in den meisten Fällen, daß das Zittern nach einigen Tagen verschwunden ist. Leichteste Formen kann man auch ruhig von vornherein arbeiten lassen, was sich bei den schwereren nicht empfiehlt. Bei den wenigen Fällen von Lähmung, die ich im Kriegslazarett gesehen habe, bin ich neben dieser Behandlung mit faradischen Strömen ausgekommen. Zur Hypnose habe ich nur im Beginne meiner Tätigkeit im Kriegslazarett einige Male gegriffen, ich halte sie hier nicht für empfehlenswert und jedenfalls für entbehrlich. Die Neurastheniker, insbesondere die Herzneurastheniker muß man arbeiten lassen, wozu in größeren Lazaretten ja immer Gelegenheit gegeben ist. Sie werden sich dann erholen, und man wird nach einiger Zeit ihre Verwendungsfähigkeit beurteilen können. Ich halte auch die Überweisung der geheilten Neurotiker aus den Nervenabteilungen der Kriegslazarette in Genesungsheime, damit sie sich noch weiter „erholen", nicht für zweckmäßig. Die Möglichkeit zur Arbeitsbehandlung muß in der Nervenabteilung des Kriegslazarettes selber gegeben sein. Im übrigen ist es zweckmäßig, wenn der Mann möglichst bald wieder nach vorn, aber nicht nach hinten geschickt wird.

Der allgemeine Erfolg der Behandlung der Neurotiker im Kriegslazarett muß sein, daß alle Neurotiker mindestens für die Etappe g. v. oder a. v. gemacht werden. [Eine große Anzahl kann man auch als k. v. wieder an die Front schicken, um so mehr, je weiter vorn das Kriegslazarett liegt. Nur müssen dann die Truppenärzte sich entsprechend dem Berichte des Neurologen verhalten und nicht den Mann wegen der ersten oder zweiten hysterischen Ohnmacht wieder zurückschicken. Fühlt der Mann erst, daß ihm seine hysterischen Erscheinungen jedesmal die Befreiung vom Frontdienst bringen, so ist er für die Front verloren.]

Durchaus muß es vermieden werden, daß Neurotiker, sei es direkt von der Front, sei es aus Kriegslazaretten, geheilt oder ungeheilt in die Heimat geschickt werden, das lehren uns eben die Erfahrungen, die in der Heimat mit der Behandlung der Neurosen gemacht werden.

Hier ist die Krankheit noch durch die Heimat immer fester

verankert und immer schwerer geworden, hier kommt die große Anzahl derjenigen Fälle hinzu, welche in der Heimat selbst erkrankt sind, teilweise schon während der Ausbildung, teilweise gelegentlich eines Urlaubs, teilweise auch in der Genesung von leichterer oder schwererer körperlicher Erkrankung. Dazu kommen in den Heimatlazaretten in viel größerer Anzahl als draußen die Übertreiber, d. h. Leute, bei denen der unbewußte Mechanismus der Neurose sich in das Bewußte übersetzt hat. Denn dieser Punkt kann nicht umgangen werden: die Neurose ist eine Krankheit, aber indem sie dazu dient, durch unbewußte Mechanismen den Mann der Gefahr zu entziehen, kann es gar nicht anders sein, als daß sie alle möglichen Übergänge zu der bewußten Vortäuschung zuläßt. Man geht nicht zu weit, wenn man sagt, daß bei der Mehrzahl der Heimats-Hysterischen ein mehr oder weniger großer Schuß bewußter Übertreibung die Symptome verstärkt. In sehr vielen Fällen kann man das durch unbemerkte Beobachtung, sei es durch den Arzt, sei es durch das Personal, beweisen. Das Wort Simulation, ob berechtigt oder unberechtigt, wird ja im allgemeinen zweckmäßig vermieden. Daß sie aber übertreiben, kann man den meisten Hysterischen und Neurasthenischen ruhig sagen, und vielen muß man es sagen und an ihr Ehrgefühl appellieren; sie nehmen es in der Tat nicht übel, weil sie im Innern ihres Herzens wohl wissen, daß der Arzt recht hat.

Die Verstärkung des Heimatswunsches äußert sich aber nicht nur in dem Hervortreten bewußter Übertreibung, sondern auch in einer Vertiefung und Verschlimmerung der wirklich krankhaften Symptome. Die Ursache davon ist nicht nur die Entfernung von der Front allein, es kommen in der Heimat auch noch andere ungünstige Einflüsse hinzu, besonders der Einfluß der Familie im Heimatsort, die natürlich den Mann nicht loslassen will. Dann in recht vielen Fällen auch schon der Rentenwunsch, der ja auch die Unfallneurose des Friedens erzeugt, und auch die Kriegsneurose sekundär sehr zu verstärken geeignet ist. Mit der Länge des Bestehens der Krankheitssymptome kommt dann auch das autosuggestive Element verschlimmernd immer mehr zum Einfluß. Die Leute halten sich allmählich selbst für schwerkrank und glauben, daß die Krankheit nicht heilbar sei.

Die Belegung eines Heimatslazaretts ist also eine durchaus andere als die eines Kriegslazaretts. Die Neurosen sind schwerer, „starrer"; dementsprechend ist die Behandlung erschwert. Haben wir doch im Beginne des Krieges alle eine große Reihe von Krankheitszuständen, während des Krieges wenigstens, als unheilbar betrachtet, bis einige beherzte Therapeuten ihre Heilbarkeit und die Wege dazu gezeigt haben.

Es ist heute überall Vorschrift, daß die Neurotiker einer Nervenabteilung zugeführt werden. Mit Recht. Nicht, weil die Neurotiker in allgemeinen Abteilungen nicht behandelt werden könnten, sondern weil nicht so viel mit Nervenkranken vertraute Ärzte zur Verfügung stehen, daß in jedem Lazarett die Neurotiker zweckmäßig behandelt werden würden. In einer Nervenabteilung der Heimat kann nur durch einheitliche Führung, durch Zähigkeit und einen gewissen ärztlichen Ehrgeiz etwas erreicht werden. Der Arzt muß sehr oft in schroffer Weise vorgehen, wie er es sonst nicht gewohnt ist. Er tut es gewiß nicht gern, muß es aber tun in dem Bewußtsein, daß er nicht nur dem einzelnen Kranken, sondern zugleich und vor allem der Gesamtheit und der Erhaltung der Wehrkraft damit dient. Mit Verzärtelung und leisem Zureden oder Mitleid heilt man keinen Kriegsneurotiker, wenigstens nicht viele. In einer Neurotikerabteilung muß aber jeder oder fast jeder geheilt werden; jeder einzelne Mißerfolg wirkt schlecht auf die therapeutische Stimmung in der ganzen Abteilung. Daß eine feste und energische Führung der Abteilung auf der Grundlage von Wohlwollen und Gerechtigkeit ruhen muß, ist selbstverständlich.

Für die Heilung der Neurosen im einzelnen kann ein bestimmter Weg nicht angegeben werden, viele führen zum Ziele und der Individualität des einen Arztes liegt mehr die eine, der des anderen mehr die andere Methode.

So habe ich es unter den Verhältnissen der Großstadt für zweckmäßig gehalten, die Kranken ausnahmslos bis zur eigentlichen Behandlung einer mehr oder weniger lange Zeit dauernden Vorbereitung zu unterziehen. Denn viele dieser Kranken haben sich durch viele Monate Lazarettaufenthalt so an die Annehmlichkeiten des Lazarettlebens gewöhnt, daß in dieser Gewöhnung eine wesentliche Erschwerung der Heilung liegt. Diesen muß selbstverständlich in einer sich an das Unbewußte wendenden therapeutischen Form der Lazarettaufenthalt überhaupt verleidet werden. Dazu genügt für eine große Anzahl von ihnen die Langeweile. Am wirksamsten ist die Isolierung in Einzelzimmern, die aber unter den Kriegsverhältnissen ja nicht überall zur Verfügung stehen. Ich hatte auf meiner Abteilung, wo ich nur Zimmer von je 10 Betten zur Verfügung hatte, für alle Hysteriker zunächst einmal Bettruhe und Besuchsverbot eingerichtet, auch bekamen sie anfangs flüssige Kost.

Natürlich sieht ein Mann mit einer hysterischen Handlähmung nun nicht ein, warum er keinen Besuch haben darf, warum er im Bett liegen bleiben und flüssige Kost haben muß. Fragt er danach, so antwortet man ihm, daß das zur Erholung seiner angegriffenen Nerven eben unbedingt notwendig sei, und man erst dann mit dieser Behandlung aufhören könne, wenn er gebessert oder geheilt sei. Daß er den wahren Zusammenhang der Dinge fühlt, schadet gar nichts.

Psychiatrische Kliniken haben vielfach mit Erfolg versucht, die Neurotiker auf die Wachabteilungen zu legen, wo die dauernde Überwachung, die scharfe Disziplin und die Gesellschaft der, wenn auch ruhigen Geisteskranken ihnen nicht recht angenehm ist.

Andere Ärzte kommen ohne alle Vorbereitung aus, legen im Gegenteil Wert darauf, daß jeder Kranke sofort nach seiner Aufnahme zu jeder Tages- oder Nachtstunde von dem Arzte behandelt und möglichst in einer Sitzung geheilt wird. (Kehrer.) Wer das kann, und wer unter Verhältnissen arbeitet, in denen das möglich ist, der soll es natürlich tun.

Nur ambulant darf meines Erachtens ein Neurotiker unter keinen Umständen behandelt werden.

Wer eine Vorbereitung irgendwelcher Art der eigentlichen Behandlung vorausgehen läßt, wird oft erleben, daß auch in der Heimat solche Fälle „von selbst" heilen, daß also eine besondere Behandlung nicht mehr notwendig ist. Immerhin ist das in der Heimat sehr viel seltener als im Kriegslazarett. In der Heimat bedarf es zur Vollendung der Heilung meist noch einer besonderen Behandlung.

Wie man diese Behandlung gestaltet, das ist in weitestem Maße der persönlichen Eignung für die verschiedenen Behandlungsarten überlassen.

Als eigentliche Behandlungsverfahren kommen, entsprechend

der **Auffassung** sämtlicher **neurotischen** Symptome **als auf** seelischem **Wege** entstanden, alle diejenigen Methoden in Frage, welche eine seelische suggestive Kraft haben.

Als Träger der Suggestion steht seit alters her der elektrische Strom, besonders der faradische[1]) in hohem Ansehen. Er wirkt durch zwei Eigenschaften, durch die Erregung der Muskulatur und durch die Verursachung von Schmerzen. Seine Anwendung ist leicht, muß aber durch entsprechendes Zureden unterstützt werden. So verfehlt es wohl nie seinen Eindruck, wenn man einem **Mann** mit einer hysterischen Handlähmung zeigt, wie seine Muskeln auf den elektrischen Strom reagieren, wie andererseits die Muskeln eines anderen Mannes mit einer Radialislähmung· nicht auf den Strom reagieren.

Man kann den elektrischen Strom aber auch zur Heilung aller anderen hysterischen Symptome benutzen. (Kaufmann.) Einige Therapeuten legen Wert darauf, den vollen Erfolg in einer Sitzung zu erzwingen, andere ziehen ein schonenderes und in einigen Sitzungen zum Ziele führendes Verfahren vor.

Der galvanische Strom kann bei hysterischer **Blindheit** und **Taubheit** zur Erregung von **Licht-** und Gehörempfindungen in suggestiver Absicht Verwendung finden.

Für die Zitterer halte ich die Hypnose[2]), wenn sie gelingt, für die Methode der Wahl. Sie gelingt bei Soldaten im allgemeinen besonders leicht, auf meiner Abteilung in der Heimat in etwa 90% der Fälle. Besonders vorteilhaft ist es, wenn in einem Zimmer bereits mehrere Leute hypnotisiert liegen, dann können sich die neu Hereingerufenen dem „Heilschlaf" kaum entziehen. Oft genügt eine Sitzung, um das Zittern endgültig zu beseitigen; oft kommt das Zittern nach dem Aufwachen aus der Hypnose wieder, oft dauert es, wenn auch abgeschwächt, selbst in anscheinend tiefer Hypnose fort, und man braucht dann mehrere Sitzungen. Auch die schweren hysterischen **Paraplegien** habe ich mit Erfolg durch Hypnose behandelt und selbst bei den im allgemeinen recht hartnäckigen und meist willkürlich mindestens verstärkten Krummhaltungen der Wirbelsäule habe ich in einzelnen

---

[1]) Sinusströme sind gefährlich, vor ihrer Anwendung wird gewarnt.

[2]) Ich wende die einfache verbale Form der Hypnose an, indem ich ohne weitere Kunststücke dem Kranken die Hand auf die Stirn lege und ihm einrede, daß er einschlafen wird.

Fällen durch die Hypnose Heilung erzielt. Stummheit und hysterisches Stottern habe ich auf beide Weise behandelt.

Wie gesagt kann man aber sicher mit anderen Methoden genau die gleichen Erfolge erzielen; so kann man die Kranken, besonders die Zitterer, vor einem Spiegel mit passiven Bewegungen behandeln, indem man sie auffordert, möglichst zu entspannen; fast alle hören dann nach einiger Zeit auf einen Augenblick mit Zittern auf, in diesem Augenblick macht der Arzt sie auf die Ruhe im Spiegelbilde aufmerksam, sie sind erstaunt und oft geheilt.

Zu einer besonderen Methode, die man allein oder in Verbindung mit der Elektrizität anwenden kann, ist auch das scharfe militärische Exerzieren gemacht worden.

Für besondere Symptome muß man auch besondere Methoden finden. Das recht häufige neurotische Einnässen, das mit den genannten Methoden schwer zu bekämpfen ist, beeinflußt man günstig durch Bougieren mit dicken Sonden und durch nächtliches stündliches Weckenlassen der Kranken. Immer und überall sind diejenigen Methoden zu vermeiden, welche die Idee in dem Kranken befestigen können, daß seine Erkrankung eine körperliche ist. So ist es durchaus falsch und auch niemals von vollkommenem Erfolg begleitet, hysterisch Taubstumme mit demselben Sprachunterricht zu behandeln, wie organisch Taube.

Was man auch anwenden mag, der Erfolg beruht auf der therapeutischen Energie des einzelnen und auf der Sicherheit, mit der er verfährt. Die Autorität des militärischen Vorgesetzten verleiht jeder therapeutischen Maßnahme besondere Wirksamkeit und kann nur schwer entbehrt werden. Sind auf einer Abteilung erst mehrere Heilungen erreicht worden, so bildet sich sehr leicht eine Heilatmosphäre der Massensuggestion, welche weitere Heilungen außerordentlich erleichtert. Dabei braucht man sich durchaus nicht den Nimbus eines Zauberdoktors zu geben, sondern es kann dabei alles ruhig, sachlich und militärisch zugehen. Man vermeide es auch, dem Kranken ganz bestimmte Versprechungen zu geben, wie etwa, daß er in wenigen Minuten geheilt sein wird. Diese Erwartung mag unbewußt in dem Patienten erzeugt werden. Man muß sich darüber klar sein, daß jeder mißlungene Behandlungsversuch erstens jede weitere Behandlung des einzelnen unverhältnismäßig erschwert und zweitens auch der Massensuggestion entgegenwirkt. Jeder Behandlungsversuch ist dann bis zum äußersten fortzusetzen, bis wenigstens ein sichtbarer Erfolg erzielt und von dem Patienten zugegeben ist. Alles das ist nicht so schwer, daß es nicht mit gutem Willen auch von jüngeren Ärzten gelernt werden könnte. Oft haben sie durch ihre Frische sogar bessere Erfolge als ältere Fachärzte, die sich auf die Art und den Ton, der neurotischen Soldaten gegenüber notwendig ist, nicht mehr einstellen können.

Scheinoperationen halte ich für verwerflich, weil durch sie den Kranken eine Krankheit bescheinigt wird, die sie nicht haben; auf Grund dieser Bescheinigung machen sie dann später Rentenansprüche. Das gleiche gilt für unnütze Verbände. Kein Neurotiker darf einen Verband, ein Korsett oder dgl. bekommen, wozu allerdings Vorbedingung ist, daß die Orthopäden in Zweifelsfällen die diagnostische Hilfe des Neurologen in Anspruch nehmen. Narkosen halte ich wesentlich nur dann für berechtigt, wenn es sich um die Prüfung der Art von Kontrakturen handelt.

Ein besonderes Kapitel sind die hysterischen Krampfanfälle. Man kann sie im Lazarett in sehr engen Schranken halten, indem man sie teils vernachlässigt, teils mit einem Guß kalten Wassers, oder den unangenehmen feuchten Ganzpackungen, oder nach einer alten Methode mit Apomorphininjektionen behandelt. Viele Leute bekommen im Lazarett überhaupt keine Anfälle, wissen aber ganz genau, daß sie bei der Truppe oder bei größerer Anstrengung wieder welche bekommen werden.

Für diese Fälle, ferner von vornherein für die diffuseren Erkrankungen, die Neurasthenien, auch die Herz- und Magen-Darmneurosen ist die Arbeitstherapie in einem Handwerks-, Fabrik- oder in einem landwirtschaftlichen Betriebe sicherlich sehr angebracht. Ihre systematische Anwendung in manchen Korpsbezirken ist sicherlich überhaupt am besten geeignet, zugleich die in der Lazarettpflege erzielten Erfolge festzuhalten. Schon der hohe Lohn, der in den Munitionsfabriken heute gezahlt wird, ist ein sehr wirksames, sich an das Unbewußte und das Bewußte zugleich wendendes therapeutisches Mittel, das durch den Zweck geheilt wird. In der Tat haben es die Lazarette, welche in solcher Weise mit Fabriken zusammenarbeiten, auf volle 100% Heilerfolge gebracht und den Mann zugleich einer für ihn wie für das Land nützlichen Tätigkeit zugeführt, dem Lande weitere Lazarettkosten und eine Rente erspart. Daher wäre die Durchführung dieser erst in manchen Korpsbezirken getroffenen Einrichtung überall dringend erwünscht. Man darf sagen, daß, wenn in der Heimat diese Verbindung der ärztlichen und der sozialen Versorgung der Neurotiker überall durchgeführt wird, und wenn andererseits keine Neurotiker oder der Neurose Verdächtige mehr nach der Heimat kommen, das Ideal in der Neurosenbehandlung erreicht sein wird.

Über die Verwendungsfähigkeit der Neurotiker, die zwischen Front und Heimat zur Verwendung kommen, ist bereits gesprochen worden. Für die in der Heimat geheilten Neurotiker gilt der Erlaß des Kriegsministeriums vom 29. 1. 1917. Die große Mehrzahl ist als a. v., nur eine kleine Anzahl als g. v. oder kriegsverwendungsfähig zu erachten und dementsprechend zu entlassen. Die Arbeitsverwendungsfähigen brauchen immerhin nicht alle in der Heimat, sondern können zum großen Teil auch in der Etappe noch verwendet werden. Diejenigen, die schon bei der Ausbildung erkrankt sind, oder die immer wieder Rückfälle bekommen, wird man manchmal nach ihrer Heilung besser als völlig dienstunbrauchbar erklären.

Viel schwieriger als die Frage der Verwendungsfähigkeit ist die Frage der Kriegsdienstbeschädigung für die Neurotiker. Wenn freilich überall 100% der Neurotiker nicht nur geheilt würden, sondern auch durch ihre Beschäftigung in den Fabriken der Nachweis ihrer Erwerbsfähigkeit erbracht werden würde, so gäbe es keine Frage der Kriegsdienstbeschädigung mehr. Mit Recht wird daher von der Militärbehörde verlangt, daß, ehe ein Neurotiker ungeheilt entlassen wird, alle Mittel der Behandlung erschöpft werden müssen.

Bis auf weiteres werden wir aber damit zu rechnen haben, daß doch eine Anzahl von Leuten wegen neurotischer Erscheinungen und Beschwerden aus dem Militärdienst entlassen werden muß oder wegen des sicher vorauszusehenden Eintrittes von Rezidiven bei irgendwelchem Militärdienst. Für die letzteren gilt der Grundsatz, daß, wenn eine Gesundheitsstörung nicht mehr besteht, auch eine Dienstbeschädigung nicht mehr anzunehmen ist. Rein subjektive und unkontrollierbare Klagen begründen keine Dienstbeschädigung. Viele dieser Leute waren ja auch schon vor dem Militärdienst nervös, wenig leistungsfähig, mußten oft Urlaub nehmen; man kann sie nicht gesunder entlassen, als sie vorher waren. Eine gewisse seelische Einwirkung des Krieges muß sich ein jeder heute gefallen lassen; der begründet noch keine Dienstbeschädigung, er begründet sie um so weniger, als dieser seelische Einfluß bei den Nervösen, wie wir das ausführlich zu begründen versucht haben, ja in der Besorgnis besteht, wieder oder überhaupt mit den Gefahren oder Unbequemlichkeiten des Kriegsdienstes in Berührung zu kommen.

Wo manifeste Erscheinungen noch bei der Entlassung aus dem Militärdienst bestehen, sei es etwa eine Handlähmung, sei es ein schweres Zittern, kann freilich auch eine Kriegsdienstentschädigung nicht verweigert werden. Als allgemein anerkannter Grundsatz aber gilt, daß solche hysterische Störungen immer viel leichter zu bewerten sind als entsprechende organische. Eine hysterische Handlähmung ist also nicht so hoch zu entschädigen, wie eine Handlähmung infolge Nervendurchschießung. Man wird bei hysterischen Erscheinungen fast nie über eine Rente von 20 — 33$^{1}/_{3}$% hinauszugehen haben. Man wird nie eine Verstümmelungs- oder Siechtumszulage bewilligen. Die Hauptsache ist aber nicht die Höhe der Rente, sondern die Anerkennung oder Nichtanerkennung der Kriegsdienstbeschädigung. Bei dieser Vorfrage muß mit der größten Vorsicht und Genauigkeit vorgegangen werden. In den ersten Jahren sind freilich viele Hysterische mit Renten entlassen worden. Vielerorts erlassene Bestimmungen fordern mit Recht, daß diese Rentenempfänger, besonders dann, wenn die Renten hoch sind, wieder eingezogen und in den inzwischen vervollkommneten Neurosenlazaretten der Behandlung und Heilung zugeführt werden.

Ins einzelne gehende Vorschriften über die Versorgung der Neurotiker konnten und sollten an dieser Stelle nicht gegeben werden. Die Begutachtung der Neurotiker ist eine sehr schwierige und sollte am besten ganz dem Facharzt, und zwar demjenigen, der nicht nur in der Heimat, sondern auch zwischen Front und Heimat seine Beobachtungen gemacht hat, überantwortet werden.

Die vorliegenden Ausführungen sollten im wesentlichen nur bezwecken, das Verständnis der Allgemeinheit der Ärzte für die neurotischen Erkrankungen zu kräftigen. Allzuhäufig begegnet der Neurologe in der Heimat sowohl wie im Felde noch einem ungläubigen Achselzucken, wenn er wieder einmal einen Fall als Hysterie bezeichnet hat und einem Ausdruck im Gesicht des Betreffenden, als wenn dieser sagen wollte, „was man nicht deklinieren kann, das sehen die Neurologen als Hysterie an". Oft wird ähnliches auch ausgesprochen. Demgegenüber darf der Neurologe behaupten, daß er jetzt recht genau weiß, was Hysterie und Neurasthenie ist, daß er diese Erkrankungen mit großer Sicherheit von den organischen unterscheiden kann, daß er gelernt hat, seine Behandlung den Verhältnissen des Krieges anzupassen und daß er sie im allgemeinen weder zu schwer noch zu leicht beurteilt.

Der Neurologe darf auch die Allgemeinheit der Ärzte bitten, dazu mitzuhelfen, das Publikum nicht in seinen naiven Anschauungen über Nervenchok und ähnliches zu bestärken. Die Neurosen sind eine Abwehrreaktion schwächlicher Persönlichkeiten gegen den Kriegsdienst; sie mögen eine Krankheit sein, aber es muß eine gewisse Geringschätzung dieser Krankheit verbreitet werden. Oder wäre es nicht im höchsten Grade ungerecht, wenn diejenigen, die im Schützengraben auszuharren haben, auch noch große Renten bezahlen sollten für diejenigen, die aus, wenn auch krankhafter, seelischer Schwäche sich den Gefahren des Krieges ferngehalten haben? Den weitesten Kreisen des Volkes muß die seelische Grundlage der Neurosen und der Unterschied zwischen ihnen und den organischen Nervenkrankheiten klargemacht werden. Es darf nicht vorkommen, daß in von Ärzten geschriebenen Aufsätzen in Tageszeitungen die Kriegszitterer mit den Hirnverletzten in einem Atem als schwere Opfer des Krieges bezeichnet werden. Insbesondere die Arbeiter und ihre Presse sollten auch das begreifen lernen, daß bei der Entscheidung von Rentenansprüchen der Neurotiker der Arzt nicht als Beauftragter des Fiskus, sondern im Interesse der Gesundheit der Volksgesamtheit die Dinge so beurteilt, wie er es eben tun muß. Die Zeit verträgt weder Sentimentalität noch unnütze Verschwendung des Volksvermögens, sondern fordert eine, wenn auch dem Unkundigen manchmal hart erscheinende Gerechtigkeit. Wenn die Gesamtheit erst mit dem Arzte darin einig ist, daß dadurch nicht nur ihr, sondern auch der Wiederherstellung der Gesundheit des einzelnen am besten gedient wird, ist das erreicht, was in der Behandlung und Beurteilung der Kriegsneurosen erreicht werden kann.